Respira & Florece 2

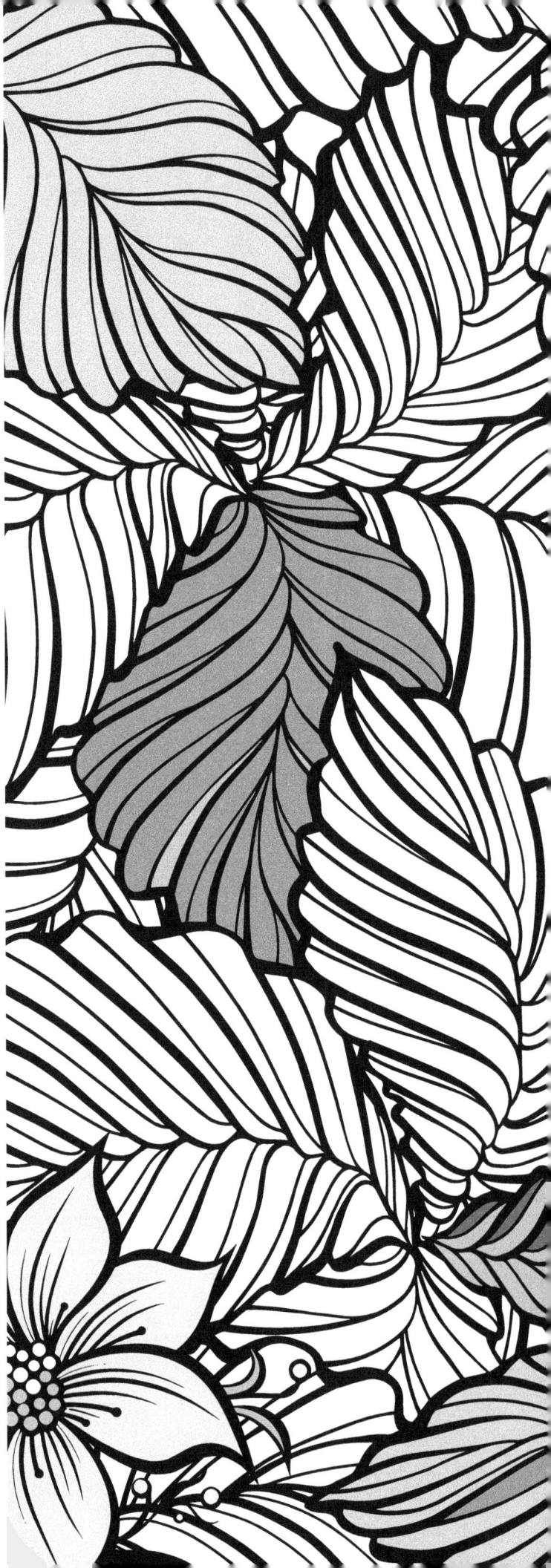

Respira & Florece 2

Un Viaje Global de Coloreado Floral para la Calma y la Paz

Rosa Englerton

Cómo Utilizar
este Libro

Hola y gracias por acompañarnos en este viaje de paz y relajación.

Este libro para colorear combina imágenes naturales con ejercicios de respiración que le ayudan a volver a la tranquilidad y a la relajación.

Ayúdate a ti mismo afirma el derecho a descansar y restablecer. Cambia tu enfoque de estar limitado a sentirte libre y elevado. Apóyate a ti mismo con claridad mental durante momentos caóticos. Reafirma tu voluntad con poder de decisión durante el estrés. Toma un refugio interno seguro. Restaura tu fuerza y equilibrio internos.

El libro consta de diez secciones, seguidas de diez flores para colorear de gran tamaño.

Empieza leyendo el ejercicio de respiración. Medítalo durante unos minutos y comienza tu respiración. Cierra los ojos. Busca la luz del Creador. Relájate y ponte en Sus manos.

Ahora estás listo para agarrar tus lápices de colores, ceras o rotuladores favoritos y dejarte fluir hacia la flor y los colores. Sé libre. Imagina que estás en el jardín del Paraíso. Tú tienes el control. La flor es tu amiga y te permite darle los colores que tú quieras. Pinta el fondo con patrones o dibuja tus propias flores.

Cuando termines de pintar, mira la flor y vuelve a hacer el ejercicio de respiración. Si tienes tiempo, toma un paseo por el parque. Observa la vegetación, contempla las flores, mira los colores del mundo que te rodea.

Respira.

Todo está bien.
Ahora eres más fuerte.

¡Que Dios te bendiga!

Imaginación Olfativa

Mira la flor de la página opuesta.

- Cierra los ojos
- Imagina el aroma de esta flor
- Imagina su color

Pensamientos Nube

Siéntate en silencio e imagina tus pensamientos como nubes pasando a través del cielo. Obsérvalas ir y venir sin aferrarte o alejarte de ellas. Cuelga una de tus preocupaciones a una nube y sóplala.

Cita de Afirmación

La calma no es un destino. Es una respiración a la que vuelvo.

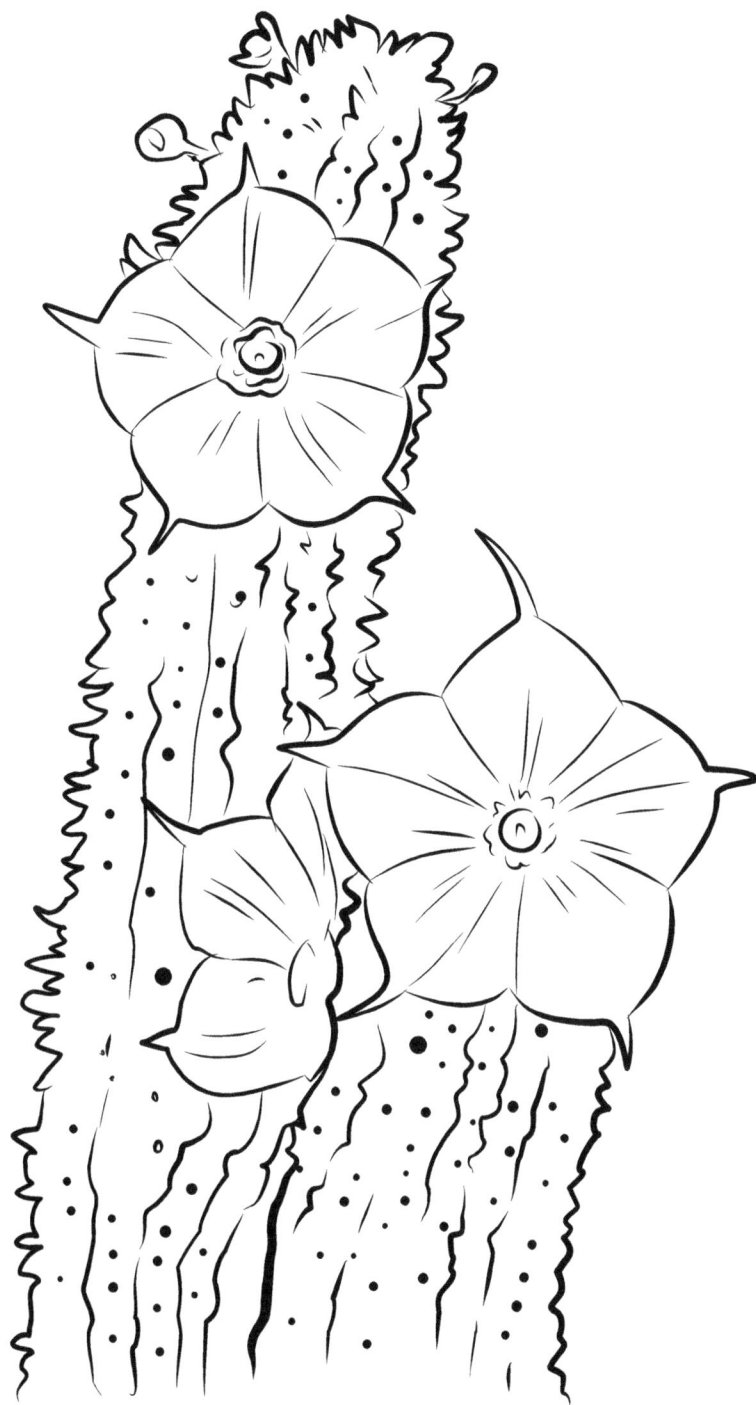

Hoodia - Namibia

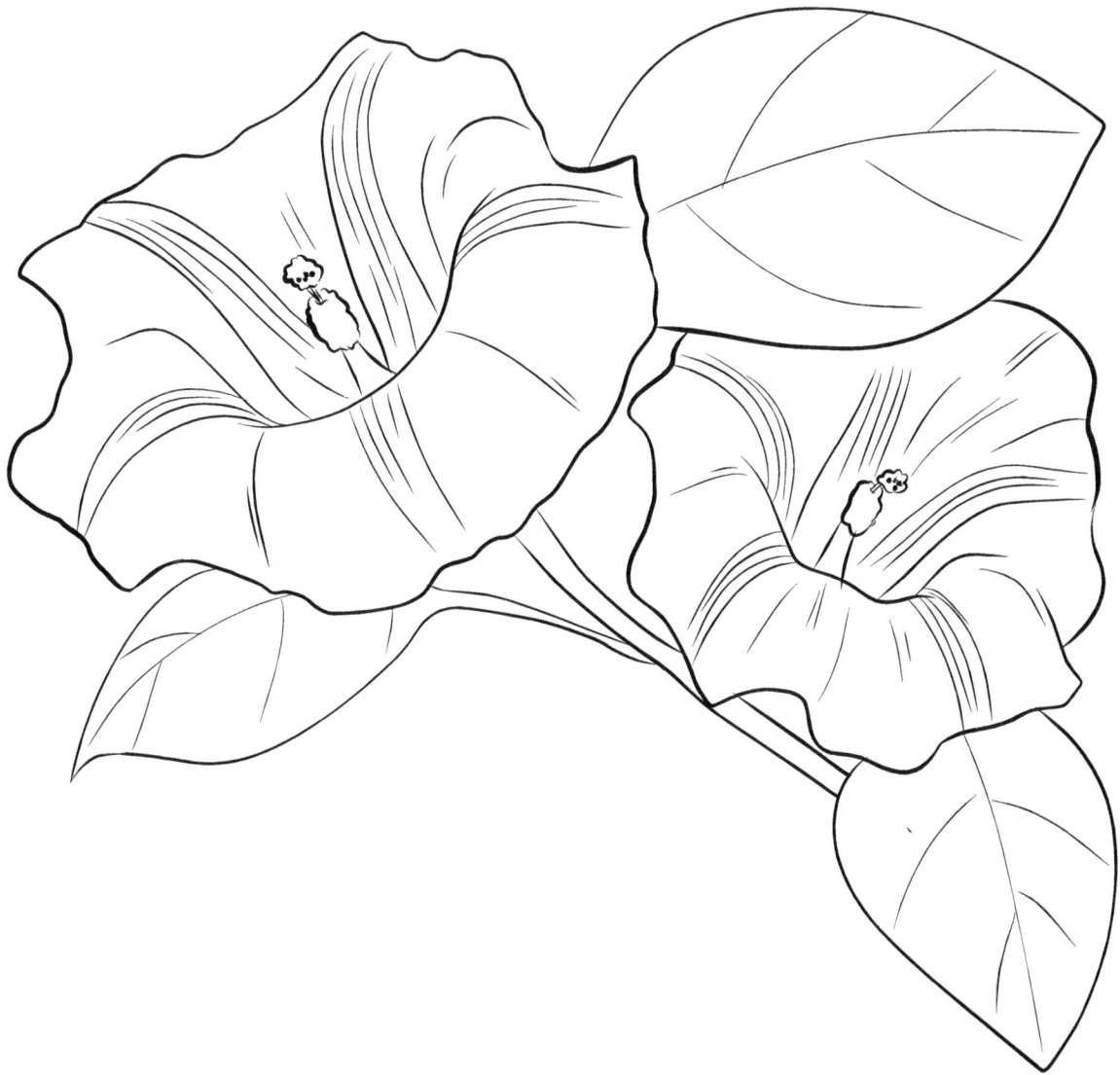

Ipomeia - Africa del Sur

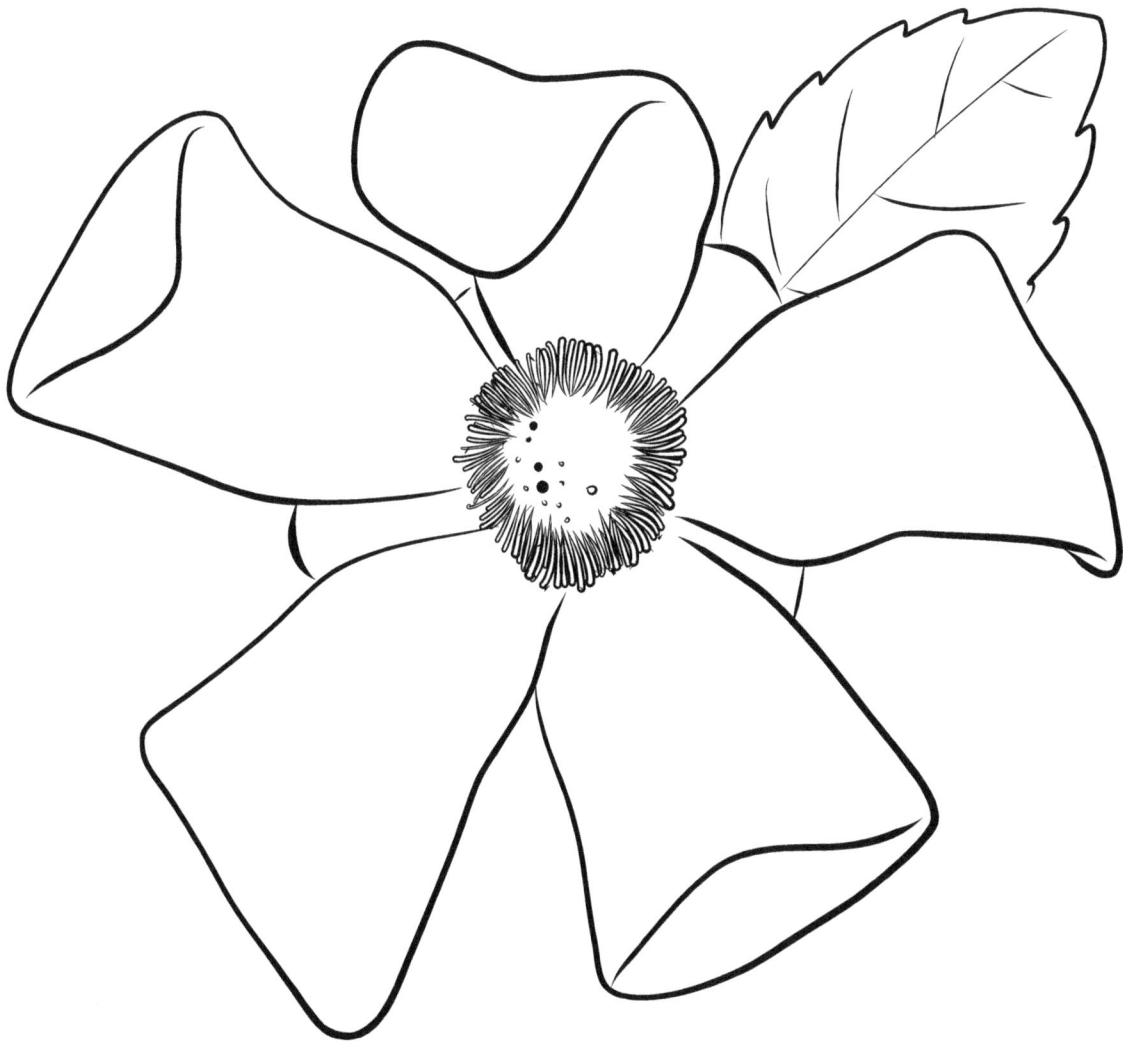

Flor de Katmon - Filipinas

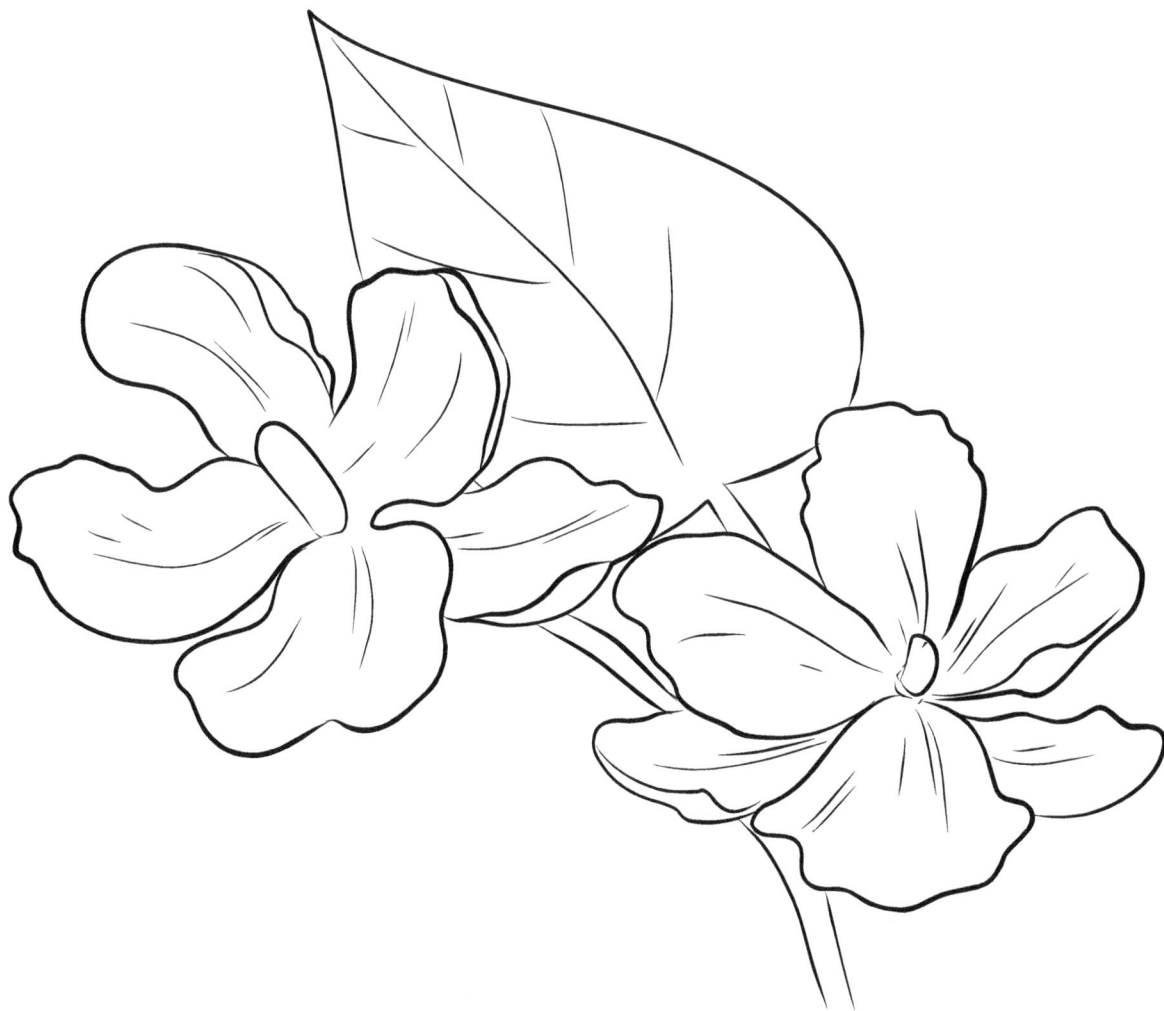

Kava - Asia

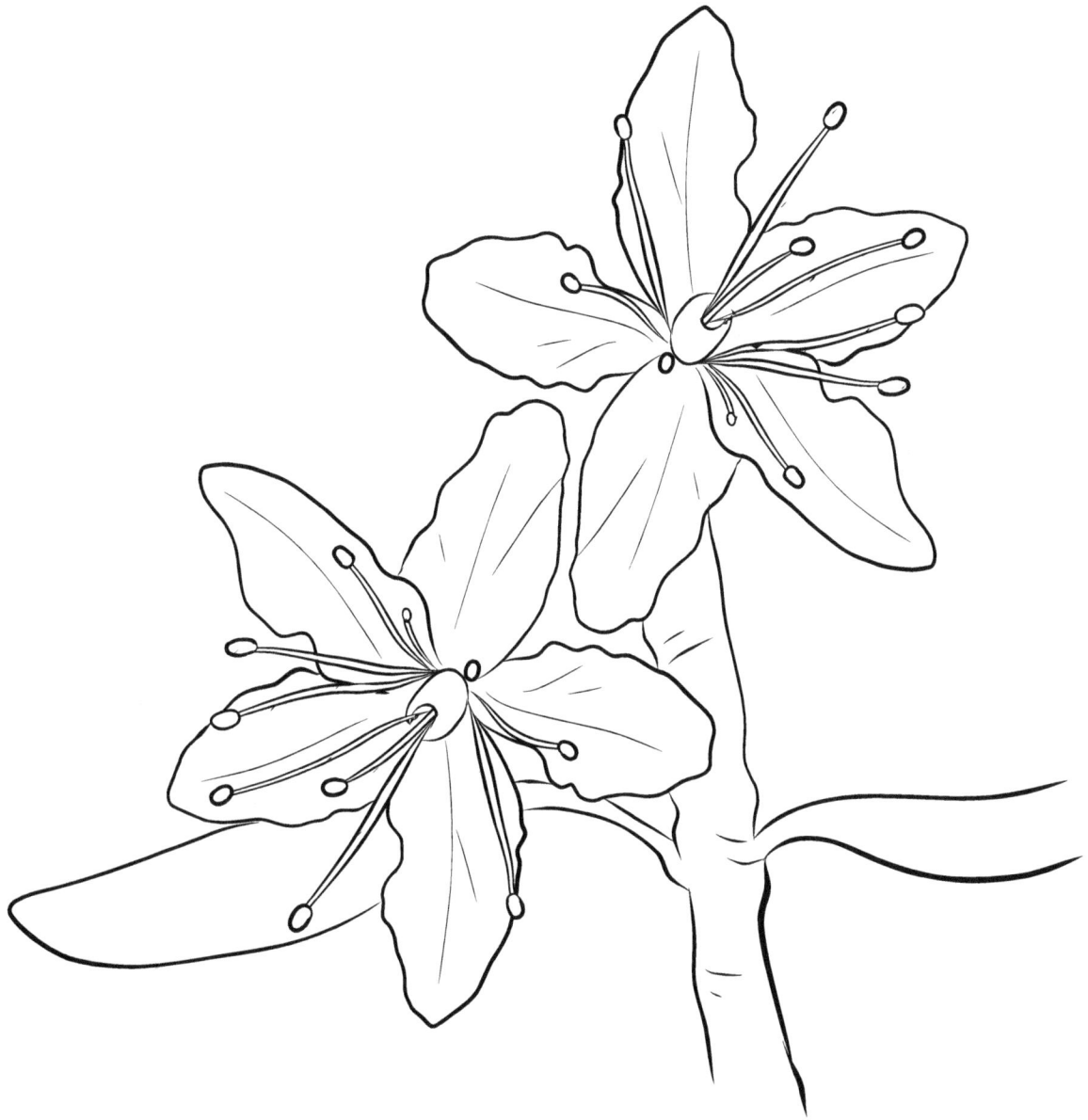

Flor de Labrador – Canadá

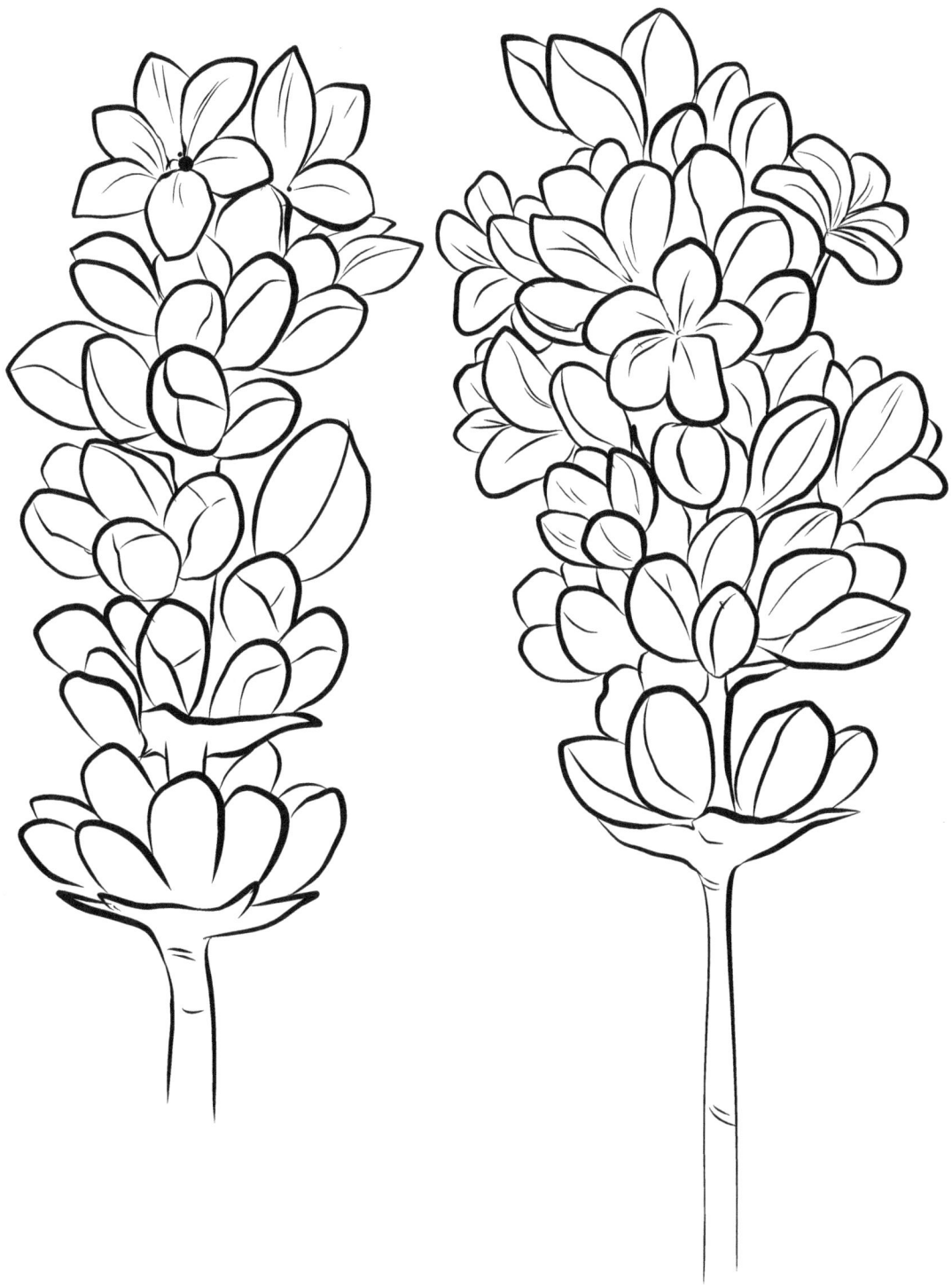

Lavanda - Francia

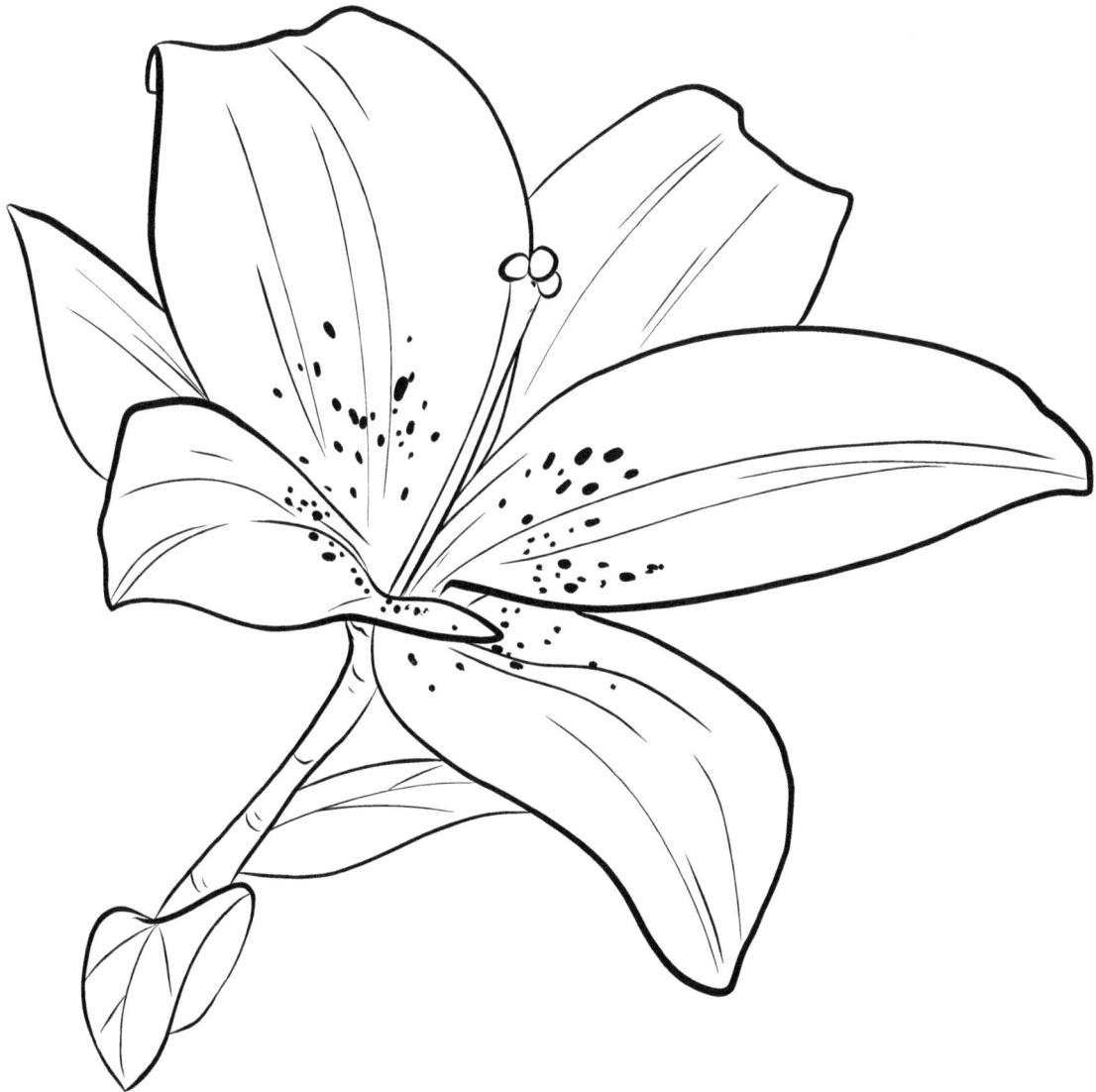

Hibisco - Asia

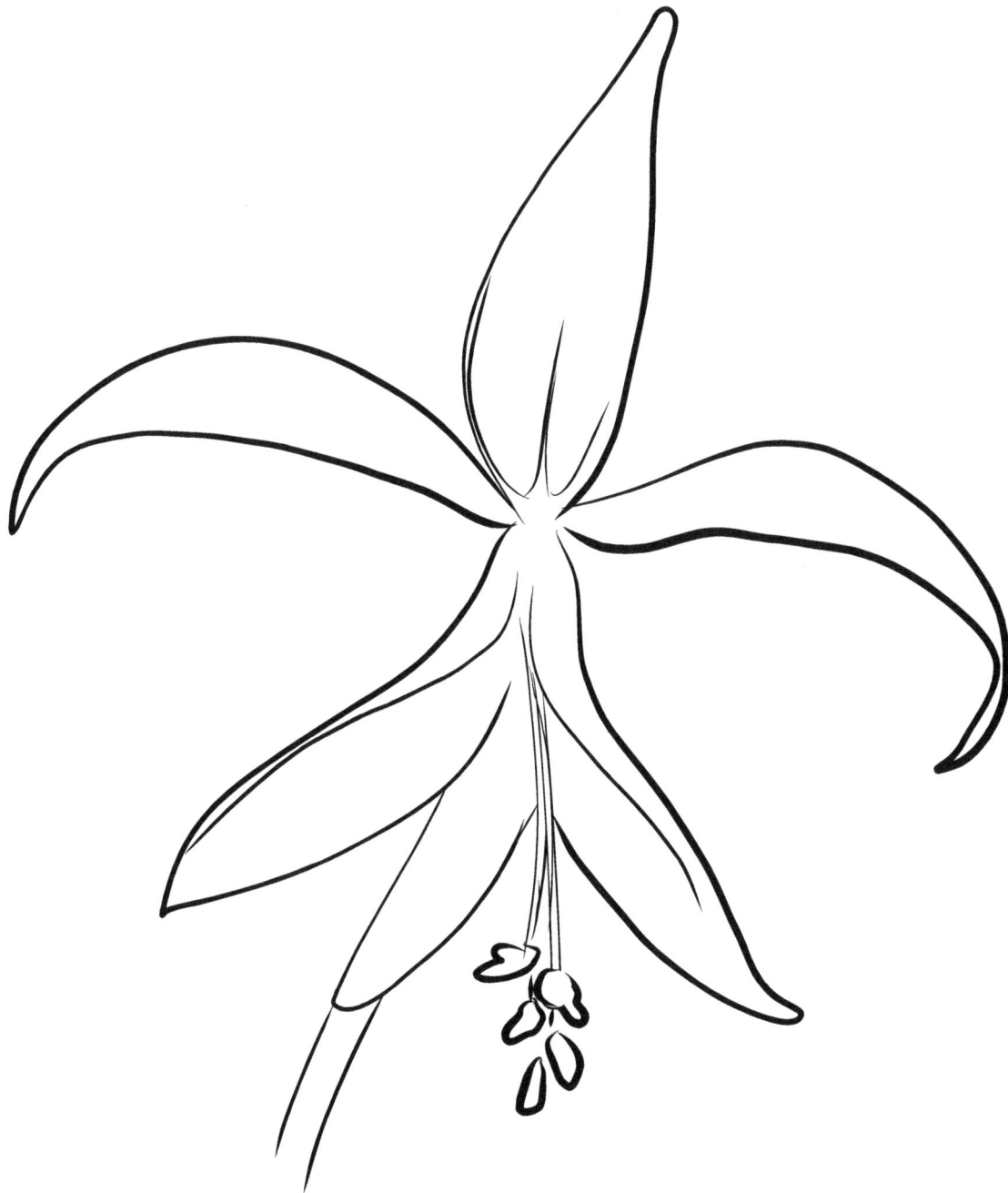

Flor de Lis - Francia

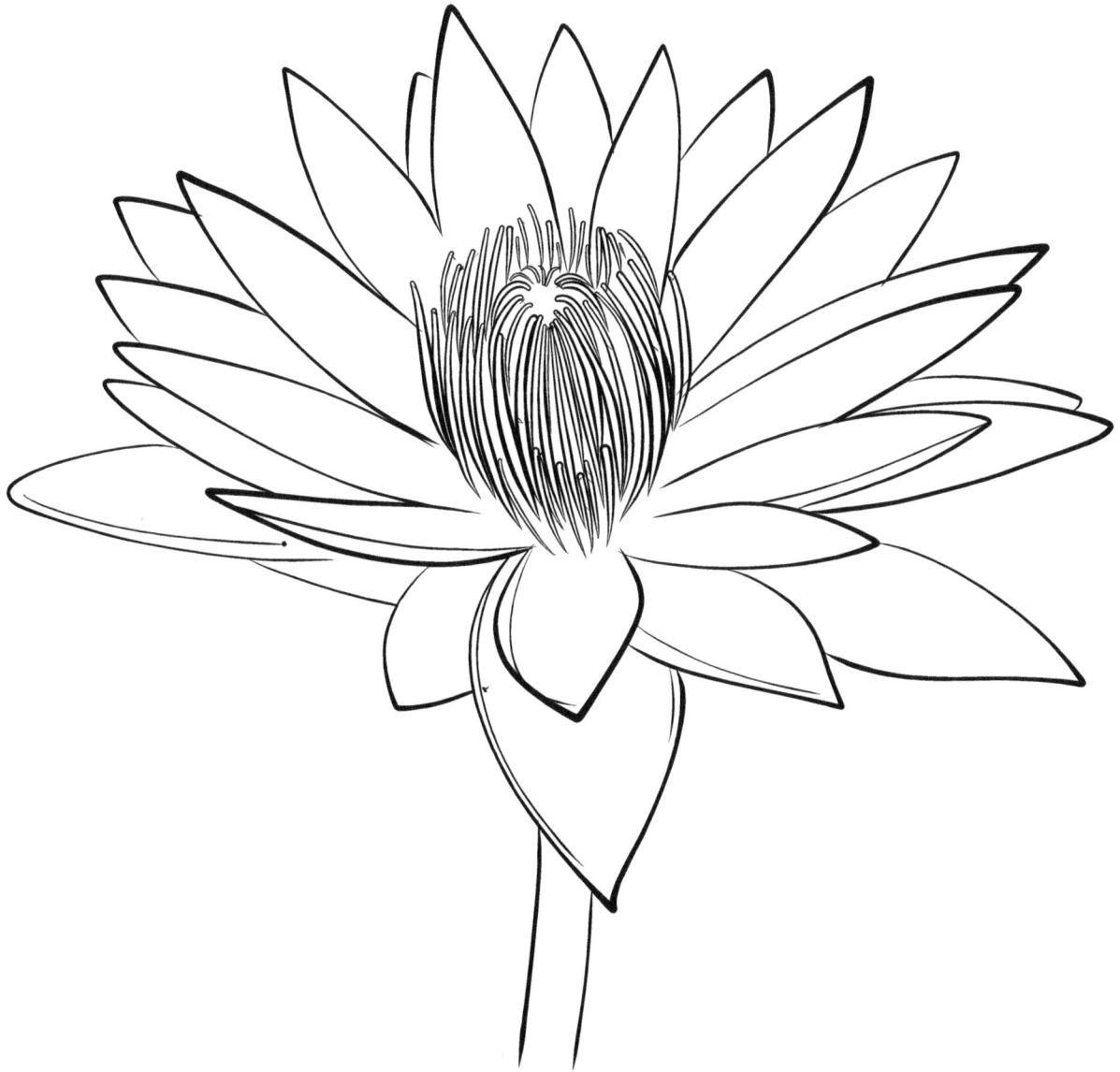

Flor de Loto - Paraguay

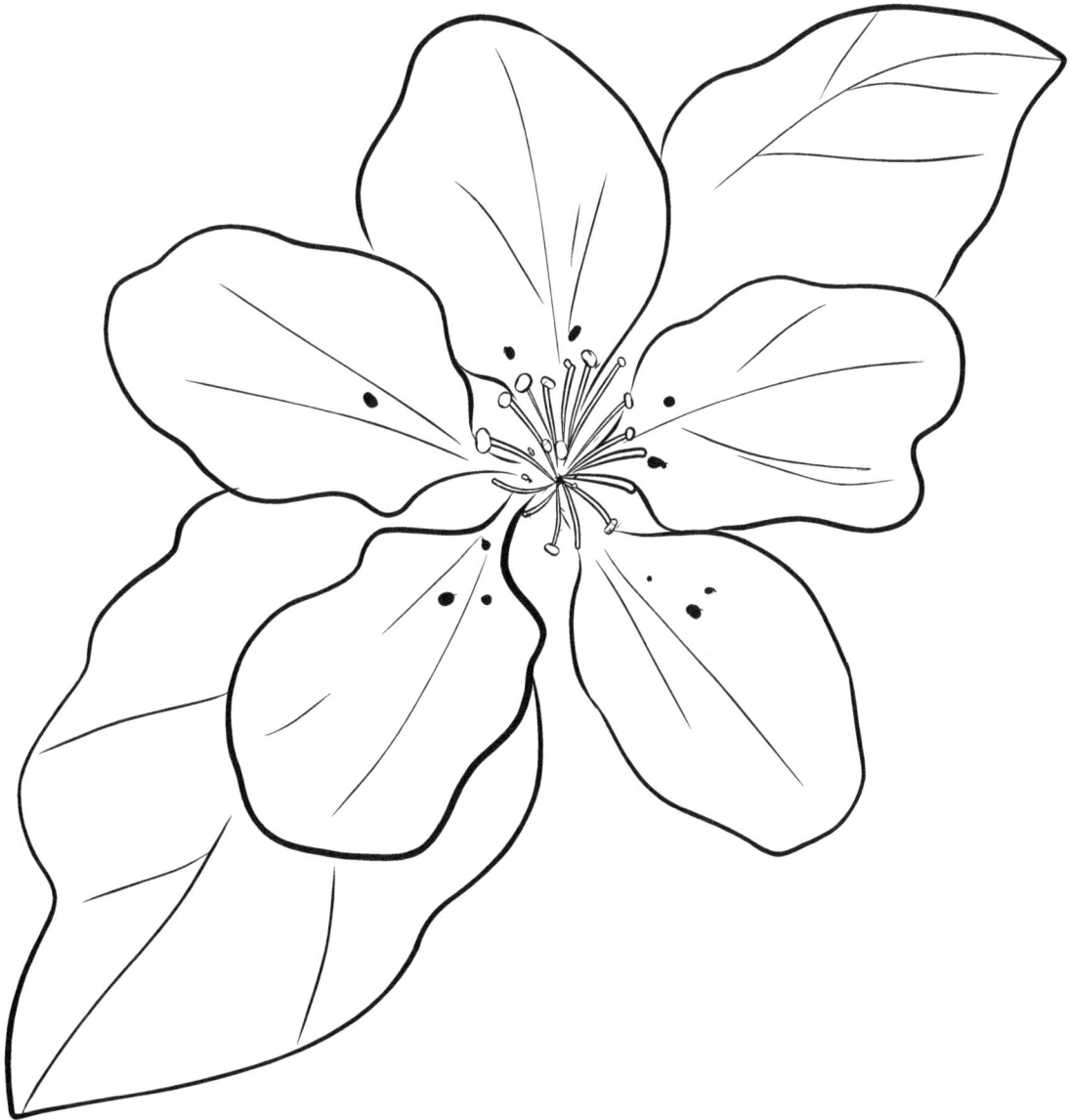

Malus Coronaria - USA

Imaginación Olfativa

Mira la flor de la página opuesta.

- Cierra los ojos
- Imagina el aroma de esta flor
- Imagina su color

Flor en la Palma de tu Mano

Imagina que sostienes una flor en la palma de tu mano. Siente su peso, su textura y su suavidad. Es sedosa como tu piel. Inhala lentamente. Huele su aroma y exhala suavemente.

Cita de Afirmación

Inhalo claridad.
Exhalo ruido.

Inhalo libertad,
exhalo dolor.

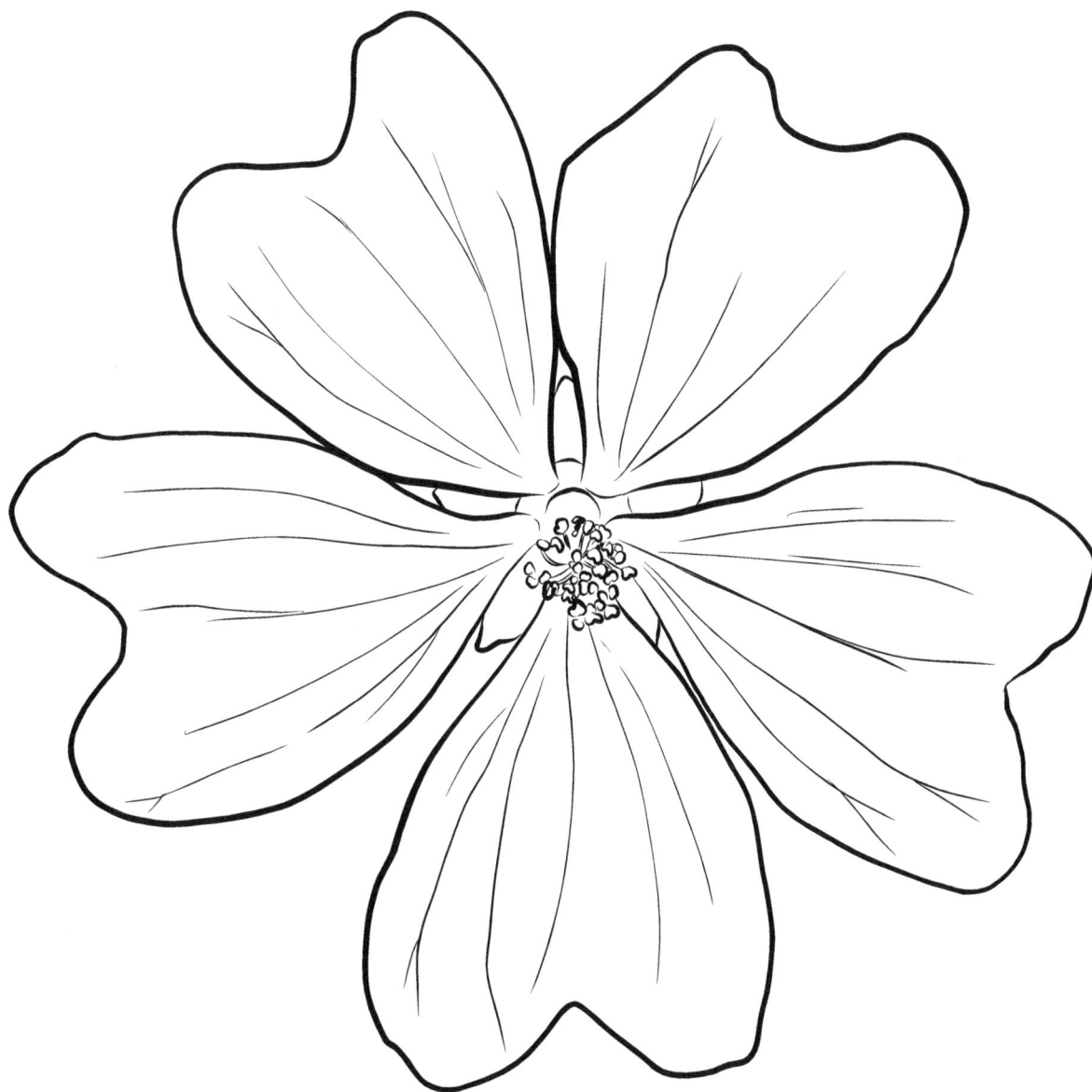

Malva Sylvestris - Polonia

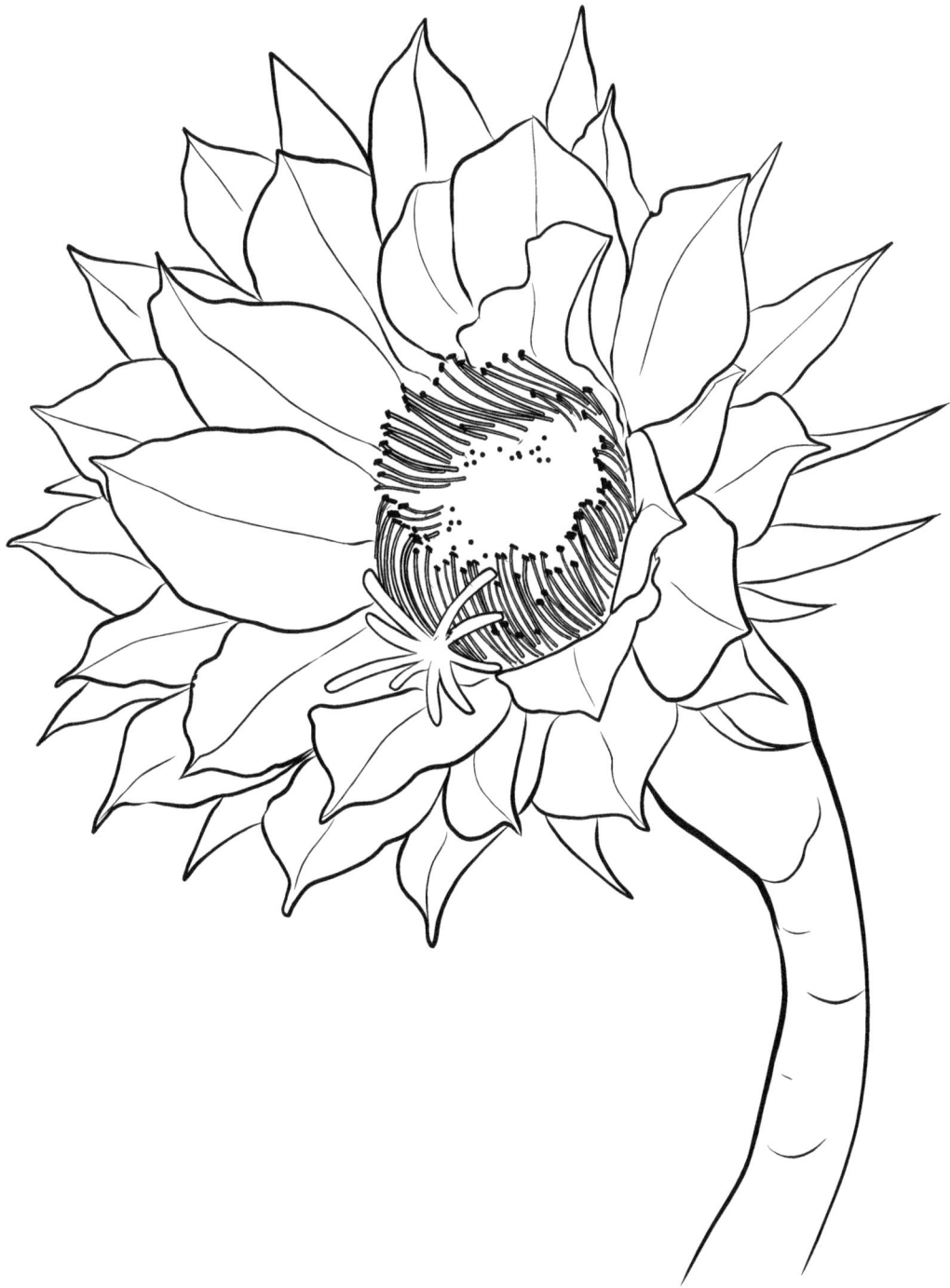

Flor de Mandacarú - Brasil

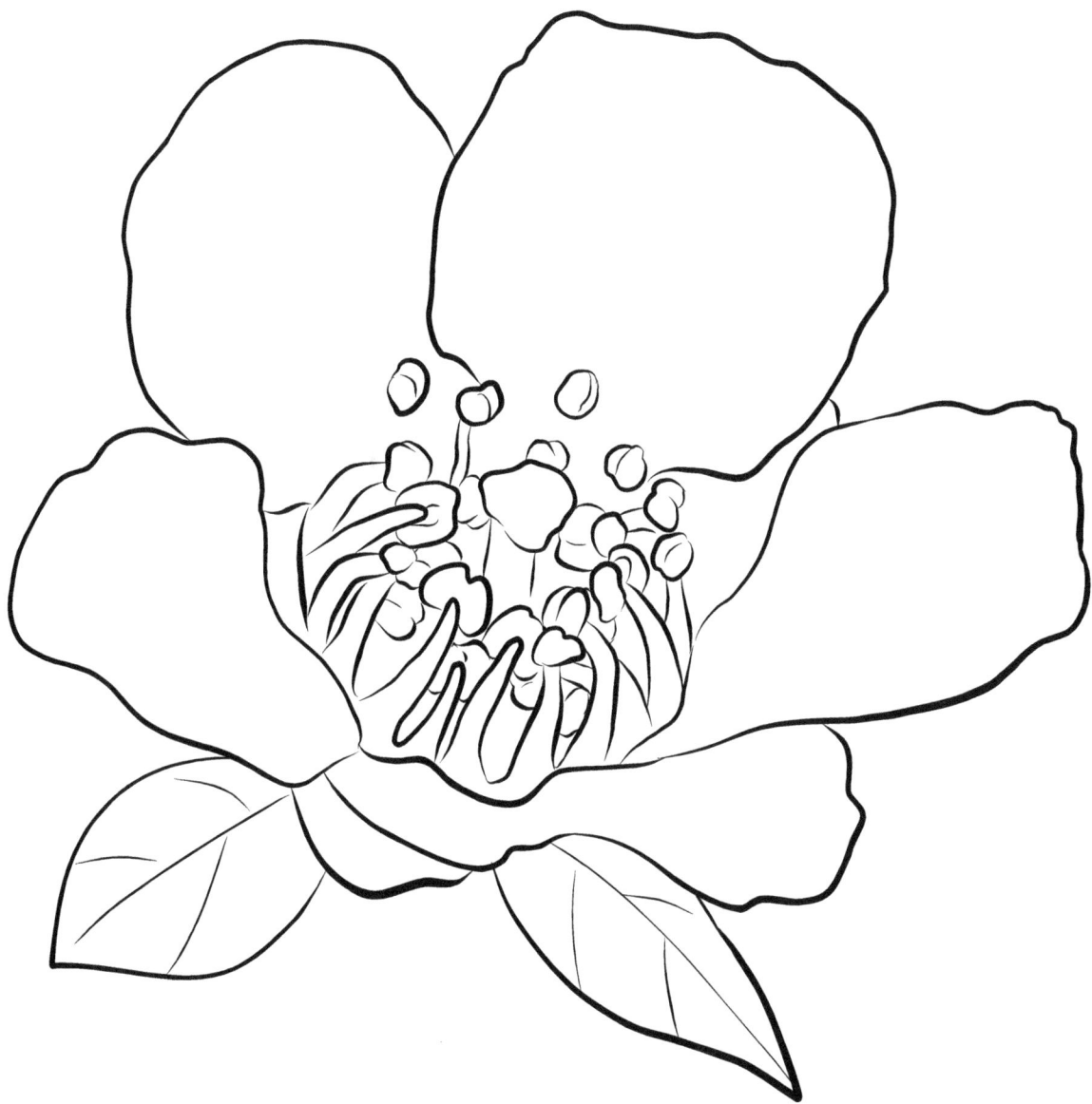

Manuka - Nueva Zelanda

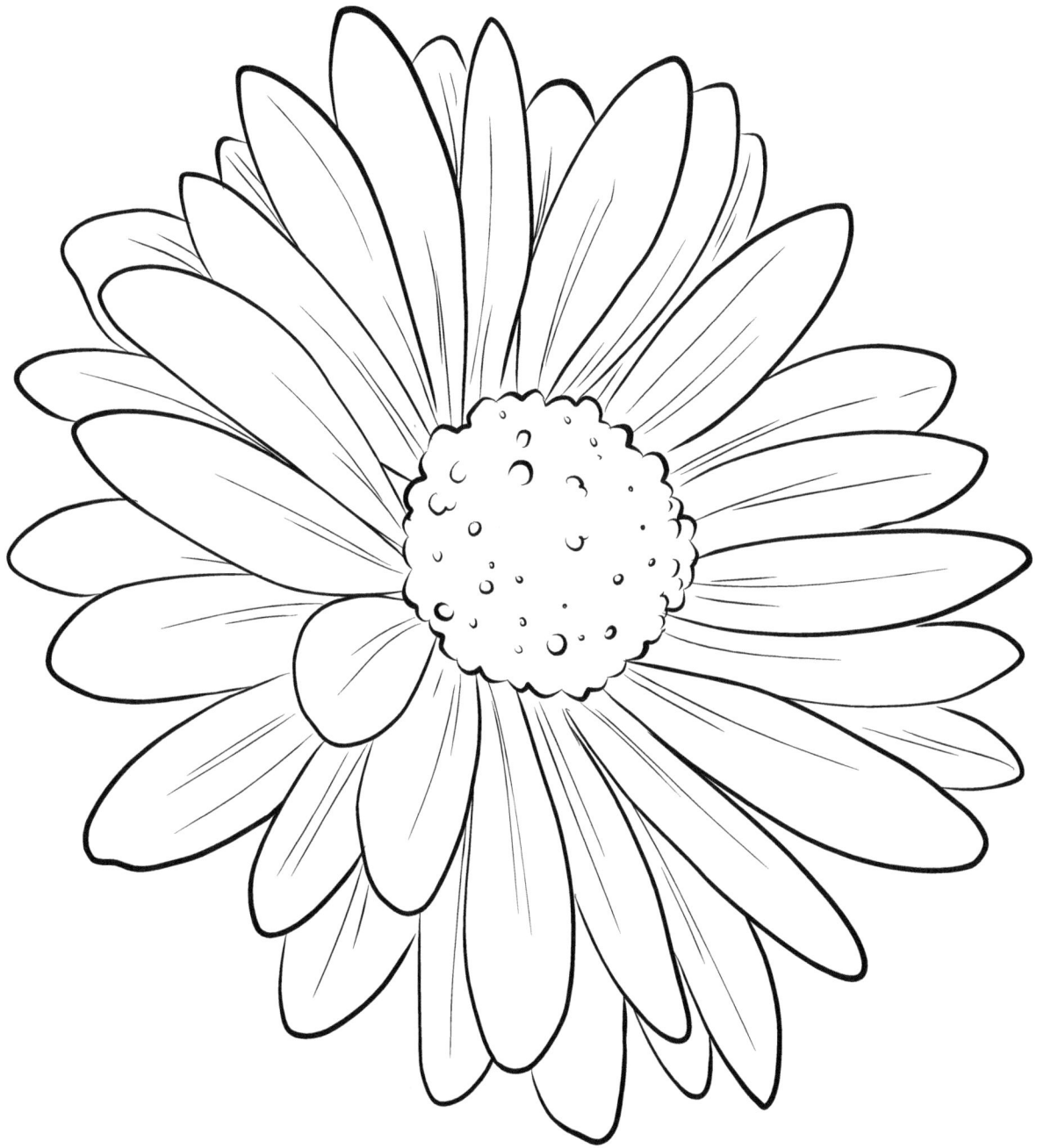

Margarida - Europa

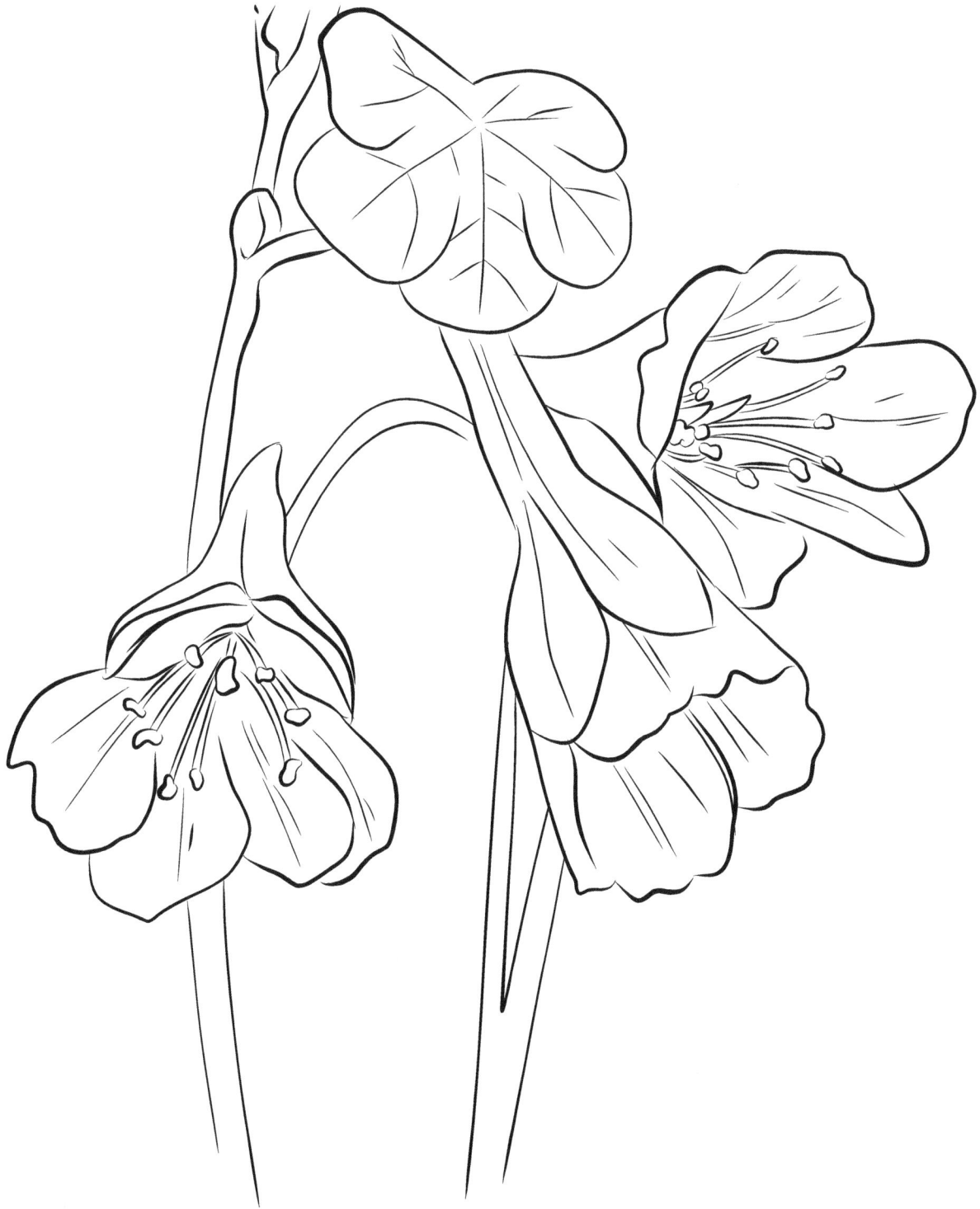

Mashua - Perú

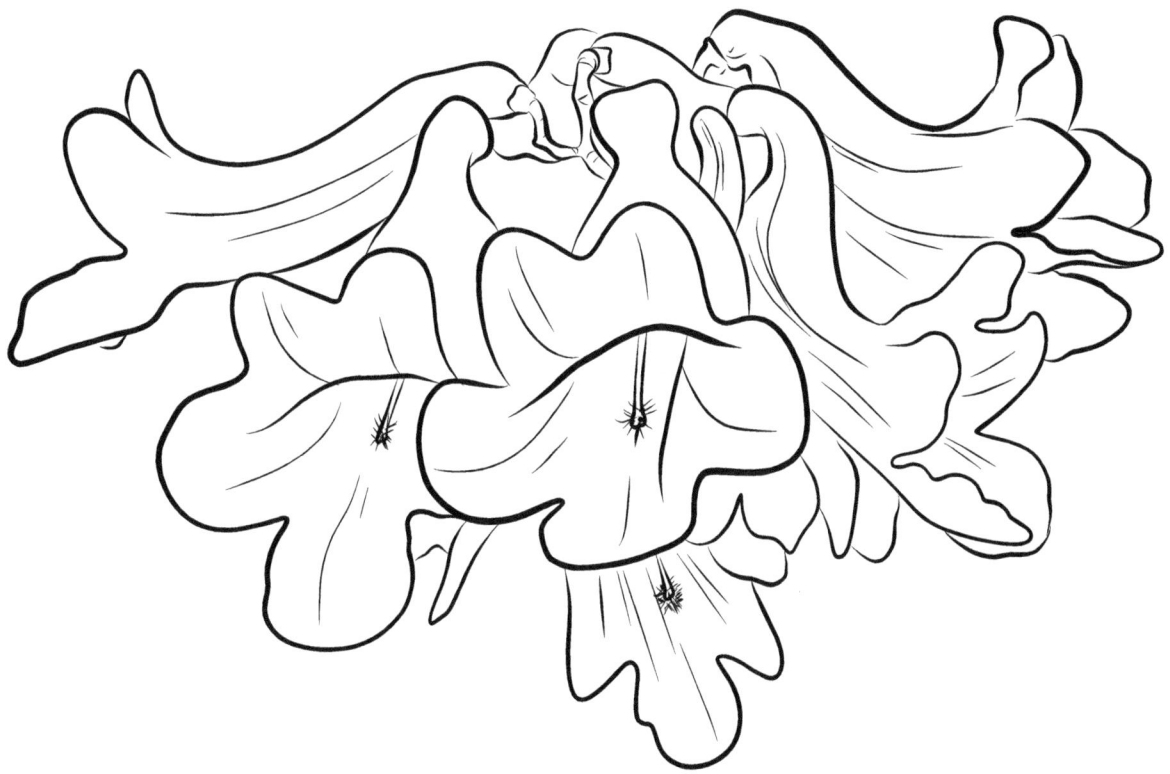

Mimosa Jacarandá - Bolivia

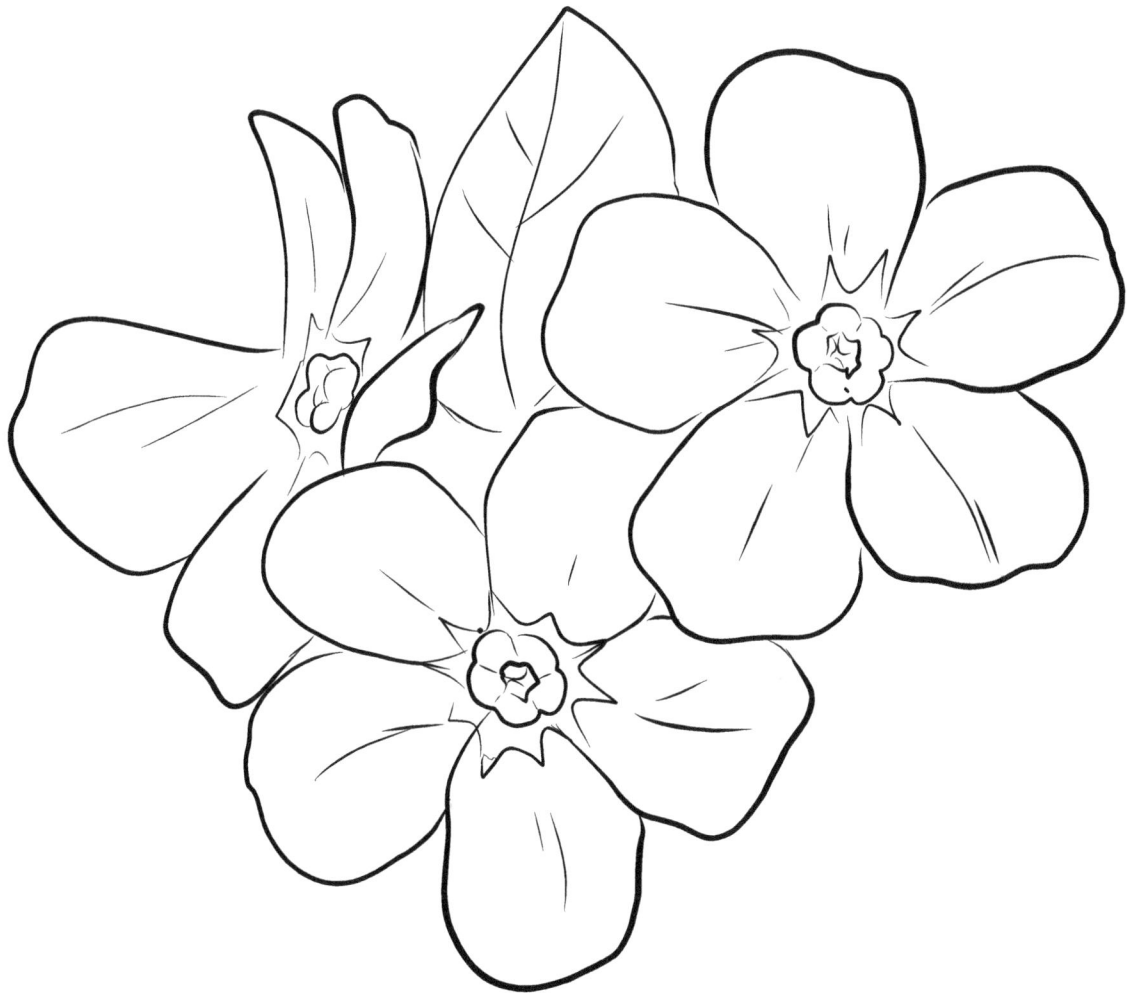

Miosotis – Alemania

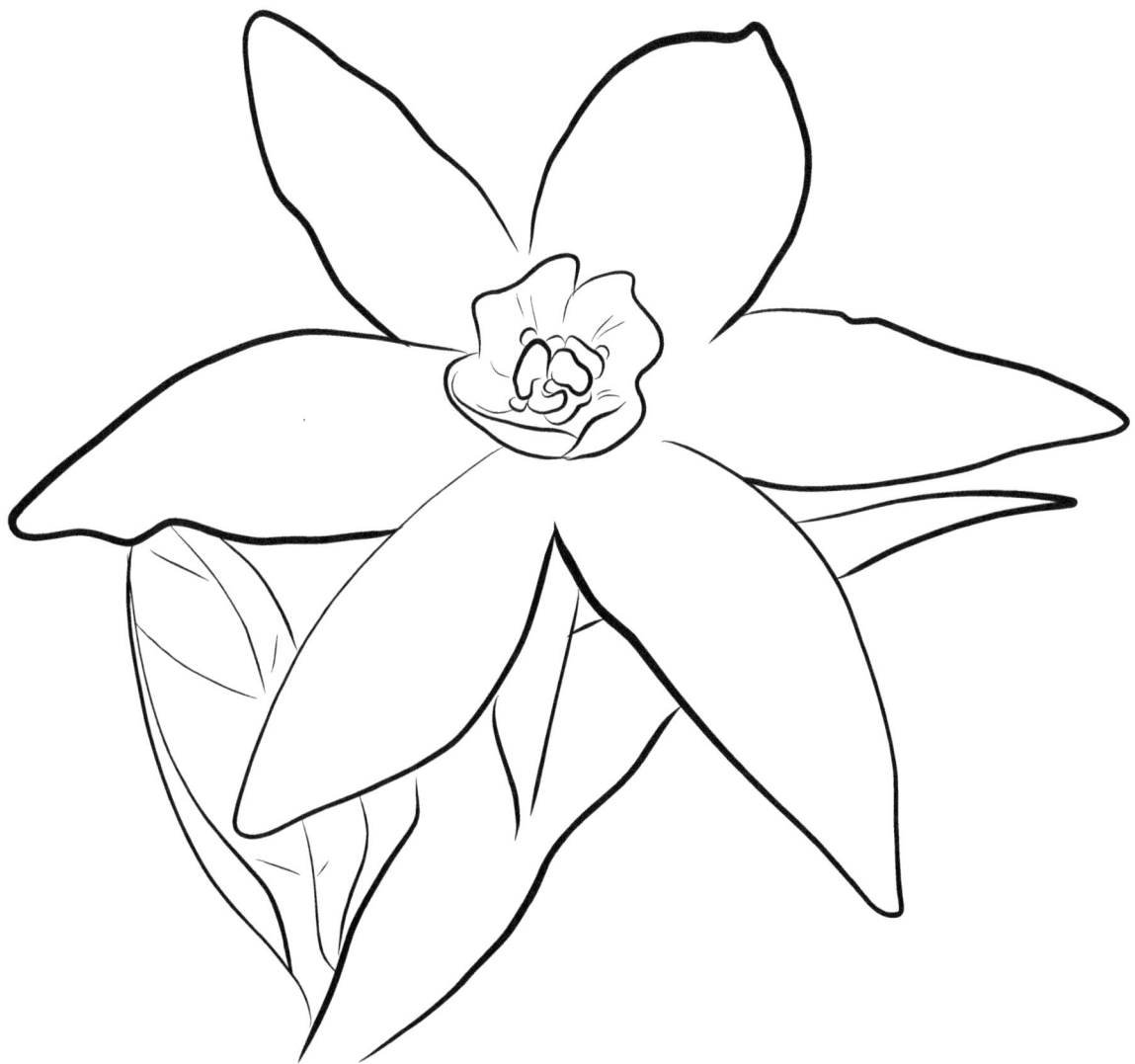

Narciso - Península Ibérica

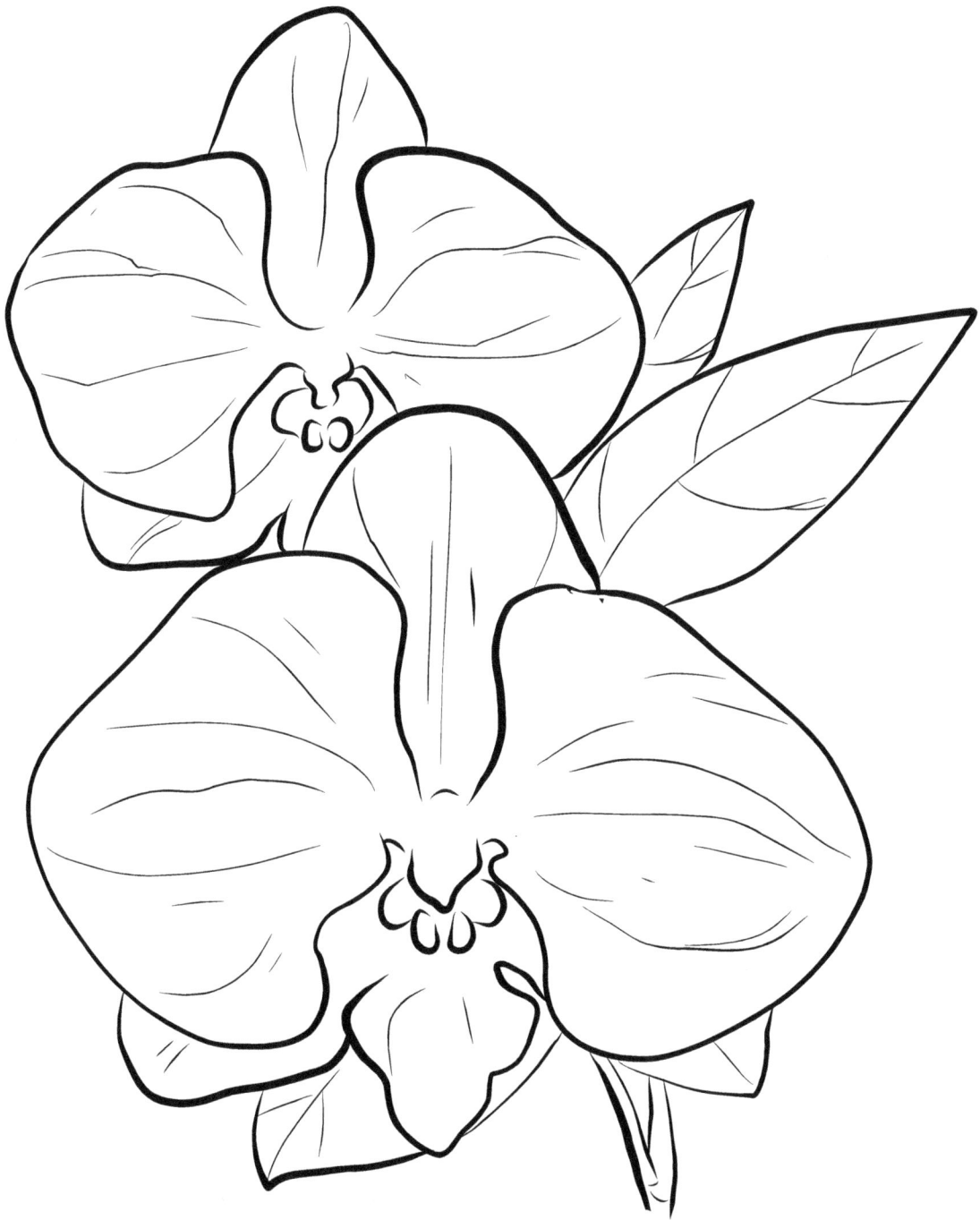

Orquidea Phalaenopsis - Asia

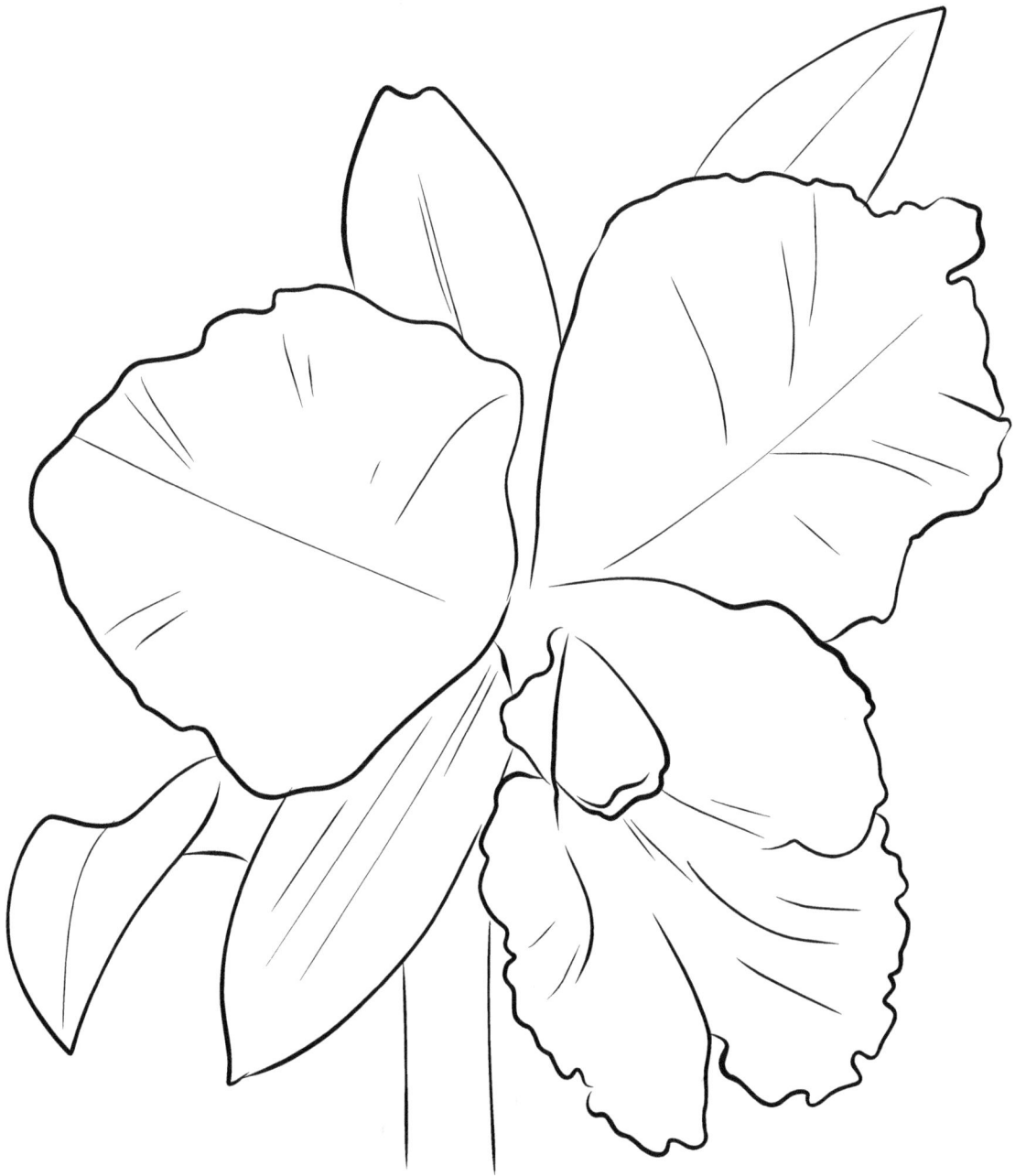

Pandanus - Polinesia

Imaginación Olfativa

Mira la flor de la página opuesta.

- Cierra los ojos
- Imagina el aroma de esta flor
- Imagina su color

La Respiración de Reinicio

Inhala profundamente (por la nariz), aguanta el aire 2 segundos y exhala con un largo suspiro. Hazlo así, intencionadamente. Cuando exhales, expulsa esa preocupación. Expulsa ese dolor. Inhala el aroma puro del Paraíso.

Cita de Afirmación

Incluso ahora, puedo elegir la quietud.

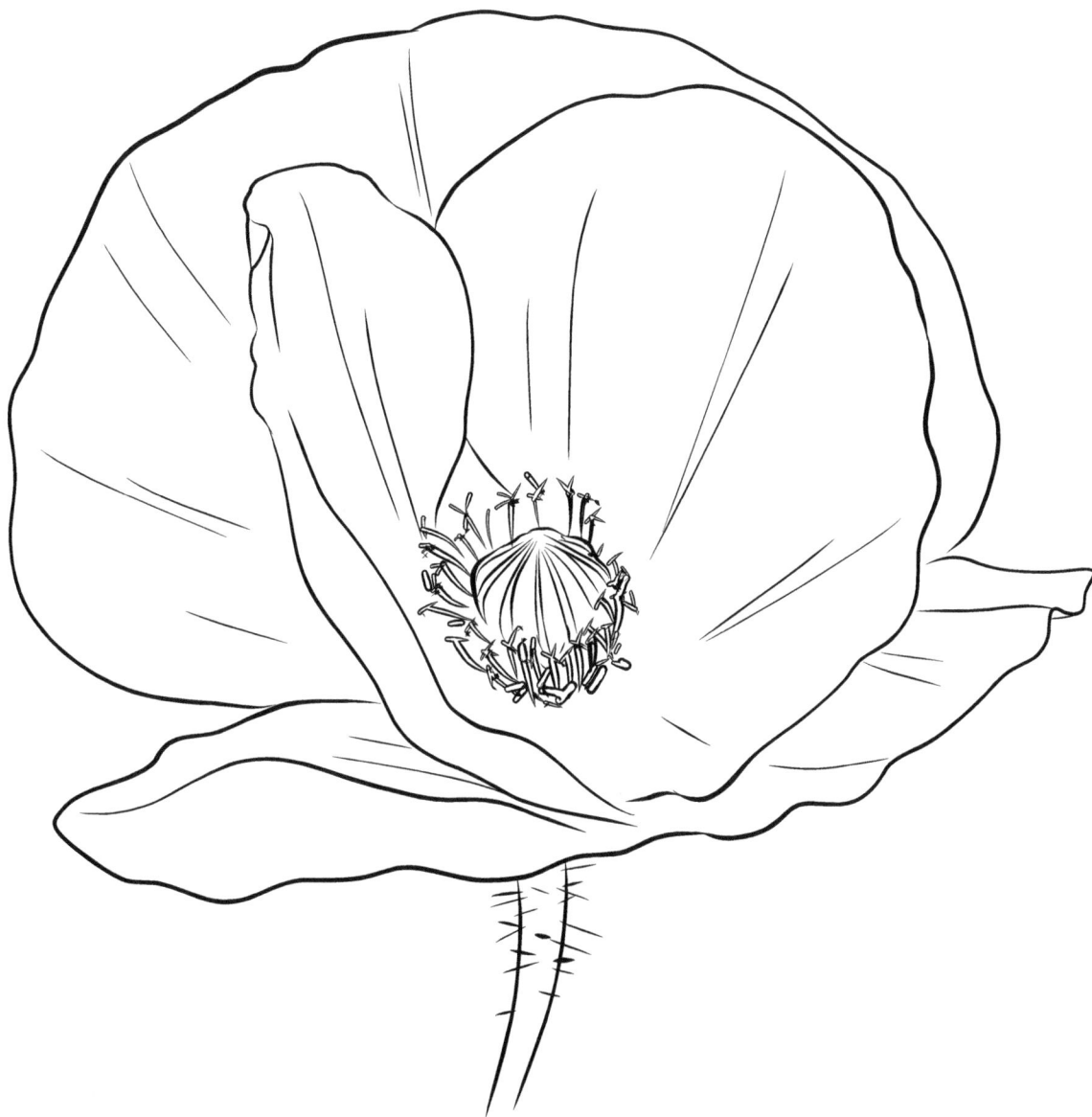

Amapola de Campo - Canadá

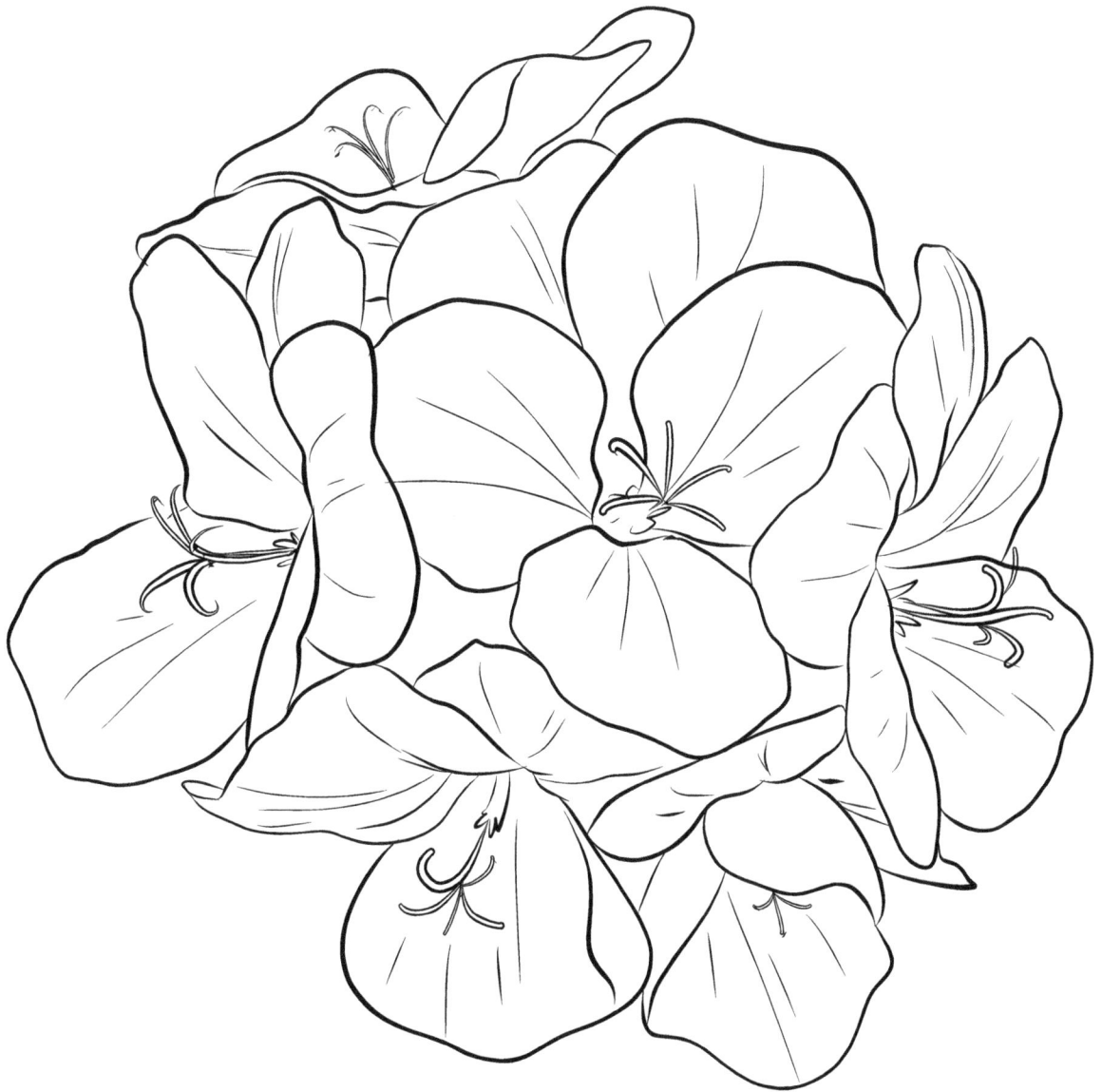

Pelargonium - Africa Austral

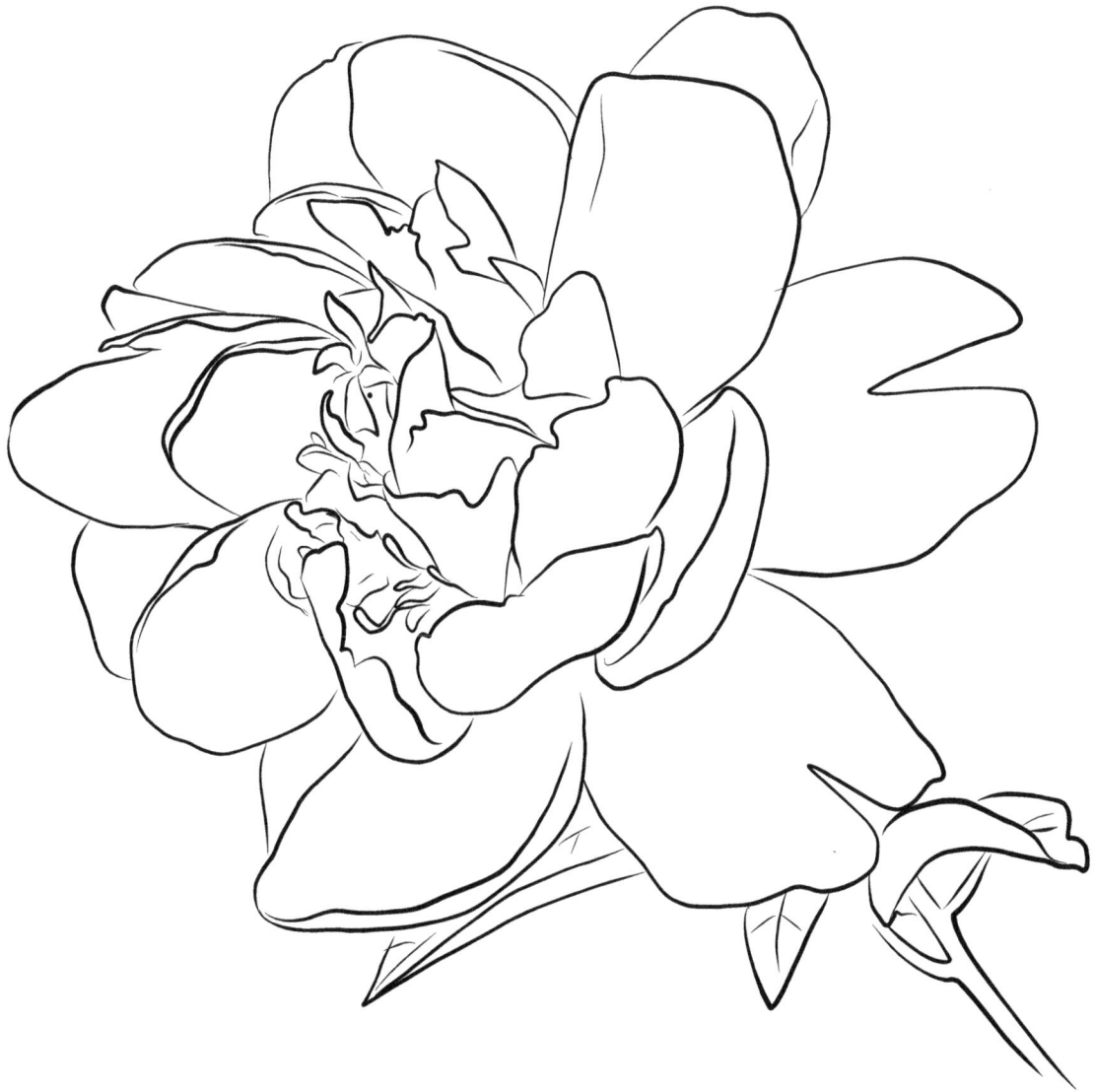

Peonia - Europa

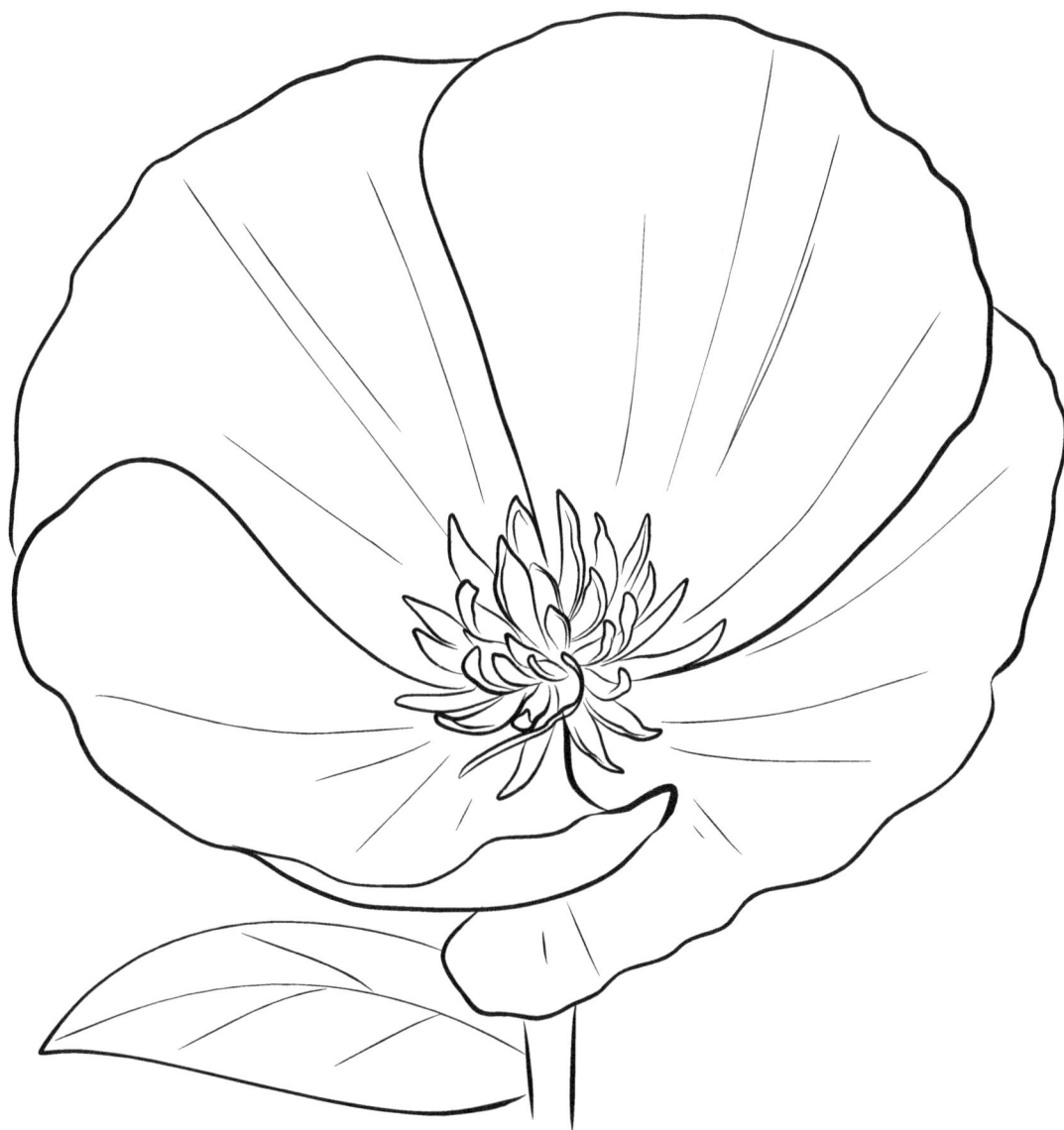

Amapola de California, EE. UU.

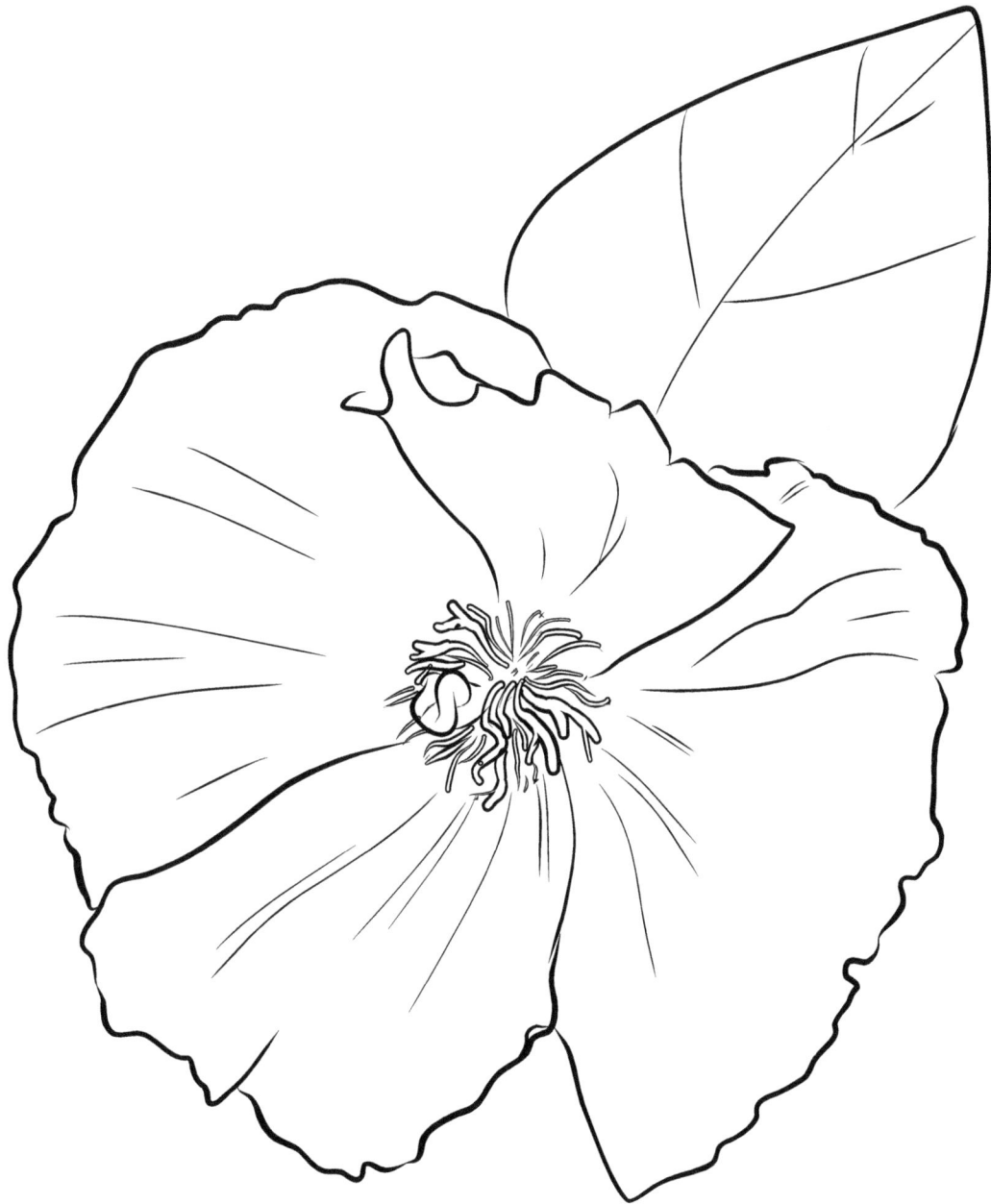

Amapola de Egipto - Egipto

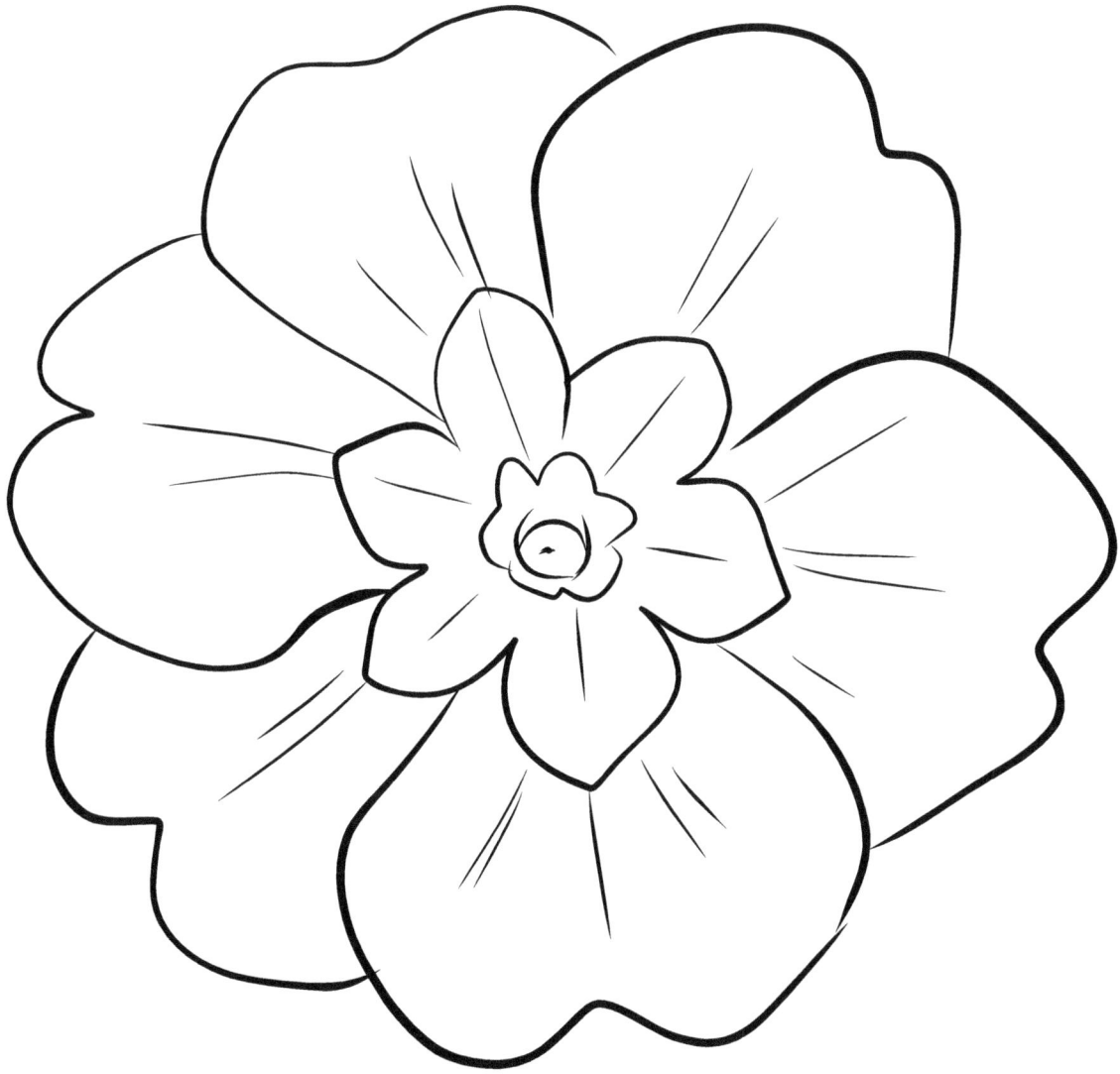

Primula - Suiza

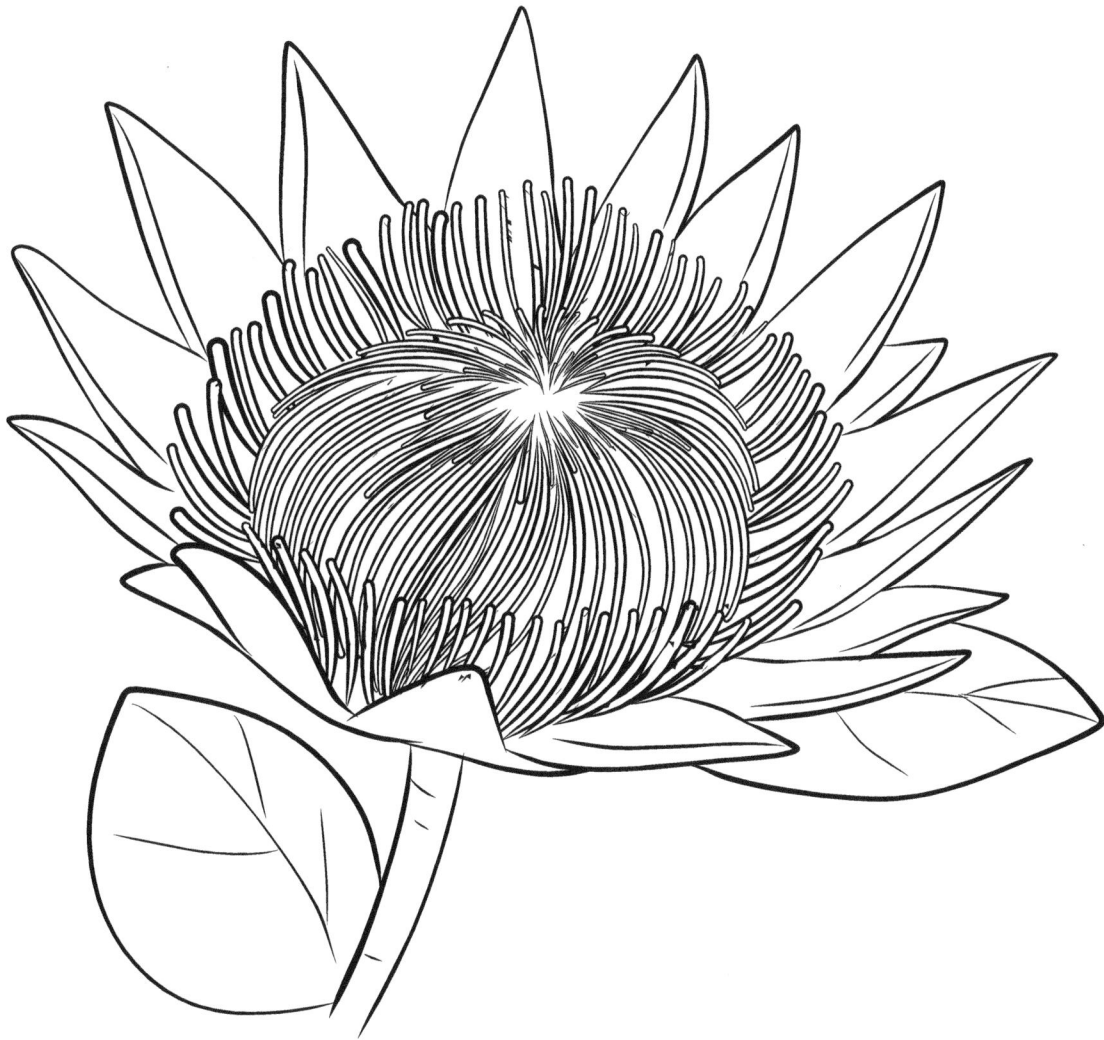

Protea - Sudáfrica

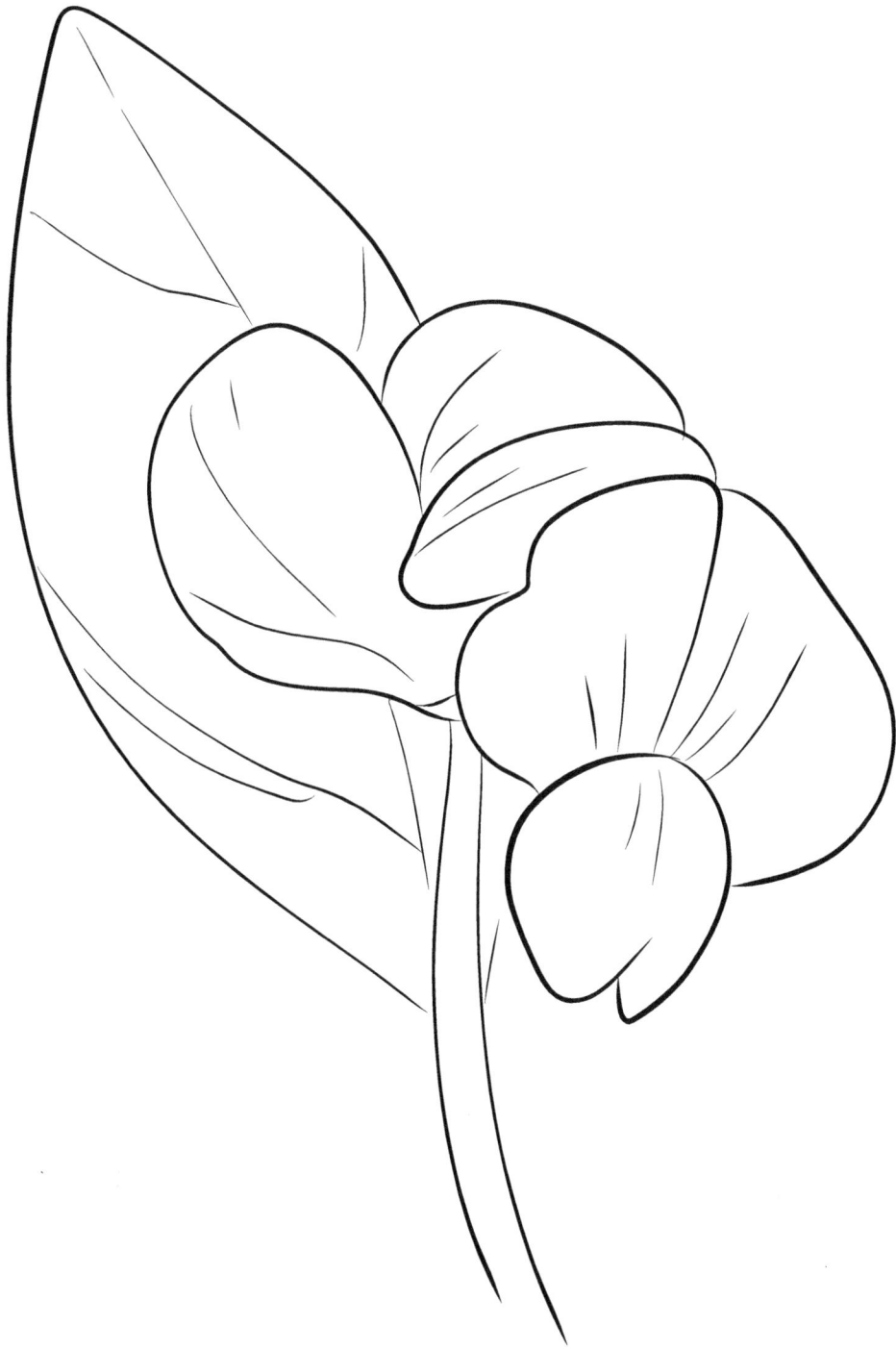

Retama - Perú

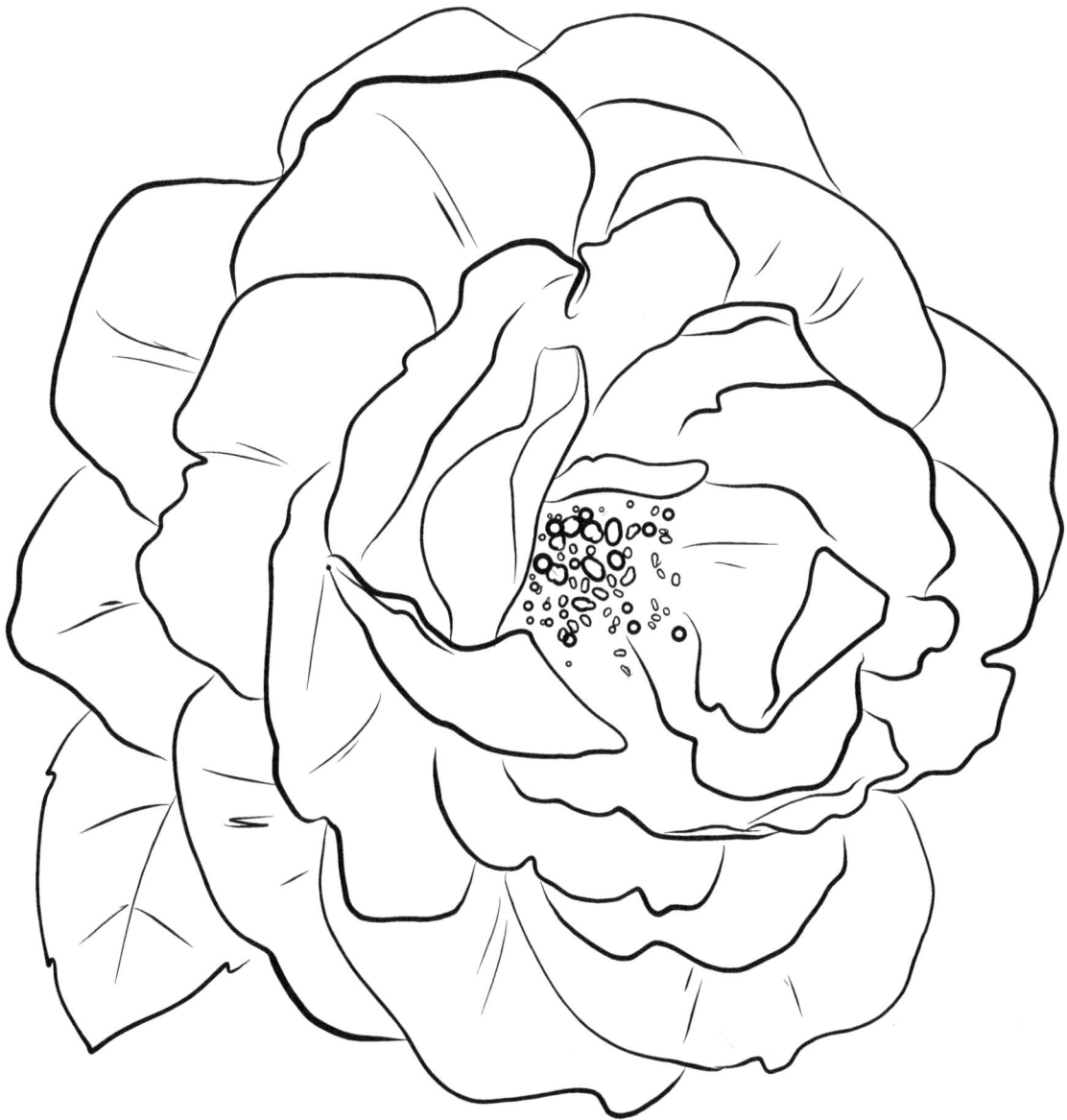

Damascena - Bulgaria

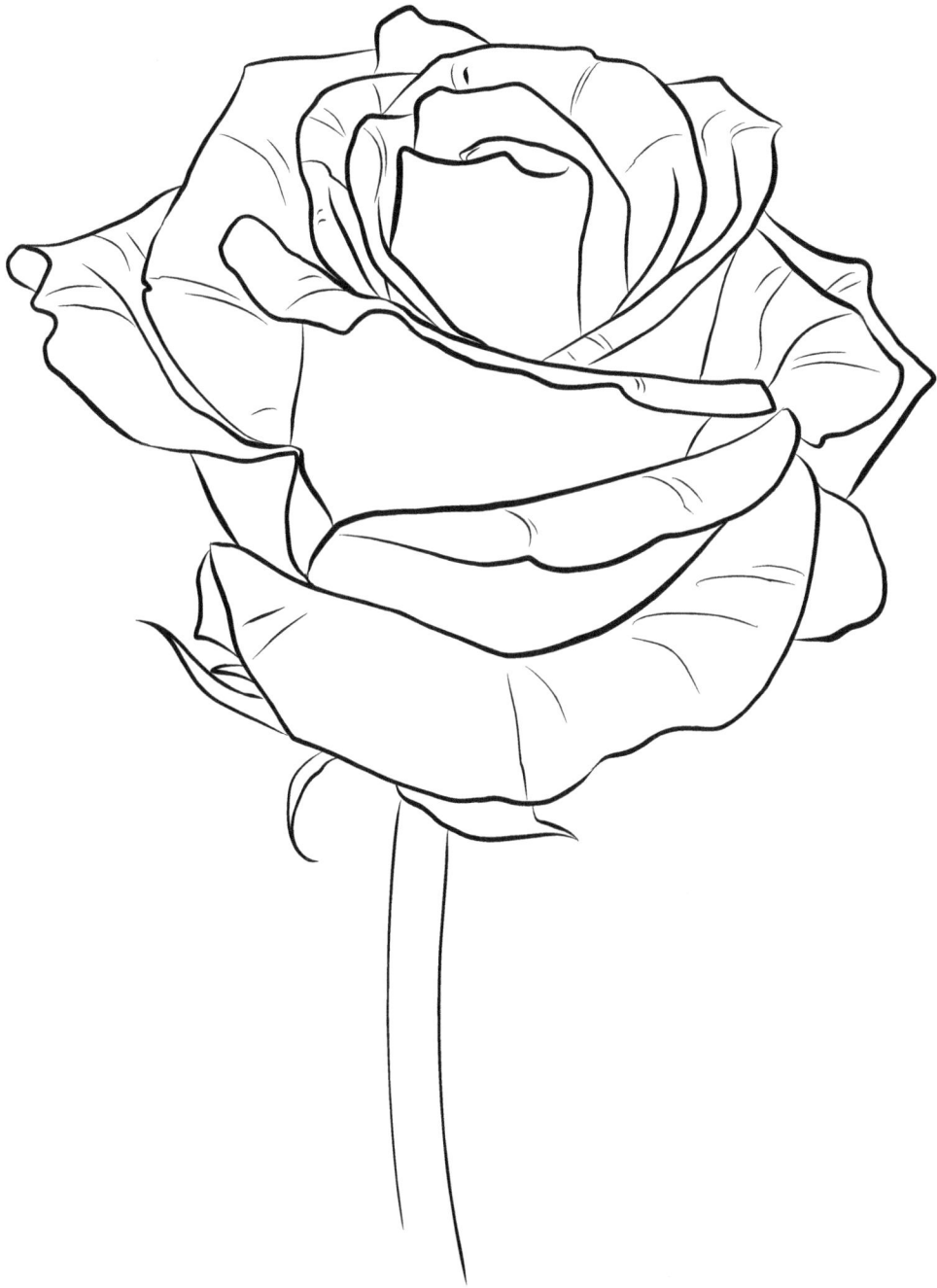

Rosa - Francia

Imaginación Olfativa

Mira la flor de la página opuesta.

- Cierra los ojos
- Imagina el aroma de esta flor
- Imagina su color

Tres Respiraciones de Gratitud

Con cada una de las tres respiraciones profundas, silenciosamente menciona una cosa por la cual estás agradecido. Pequeña o grande.

Cita de Afirmación

Mi respiración es mi refugio. Retorno a él cuando el mundo se siente muy ruidoso. Es relajante y tranquilo.

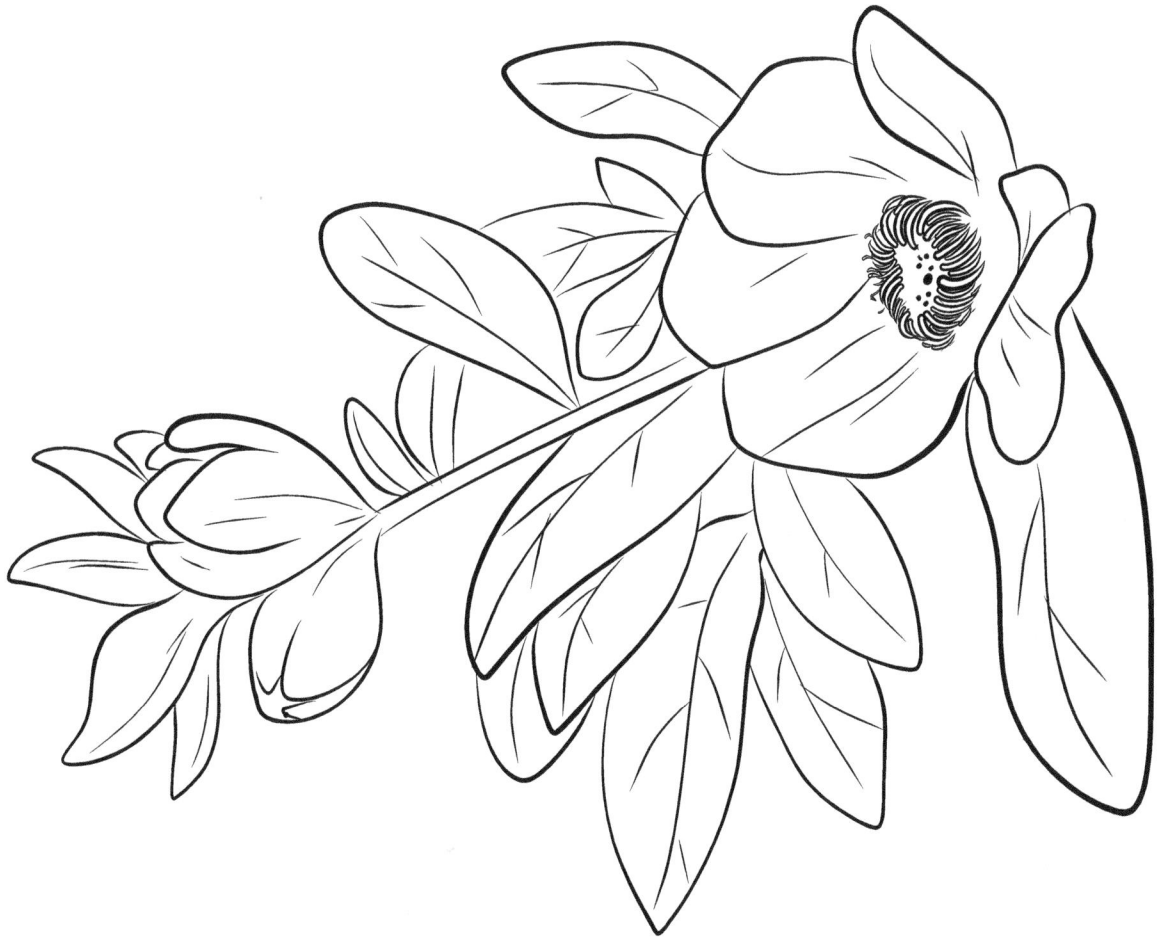

Flor de Romero - Irán

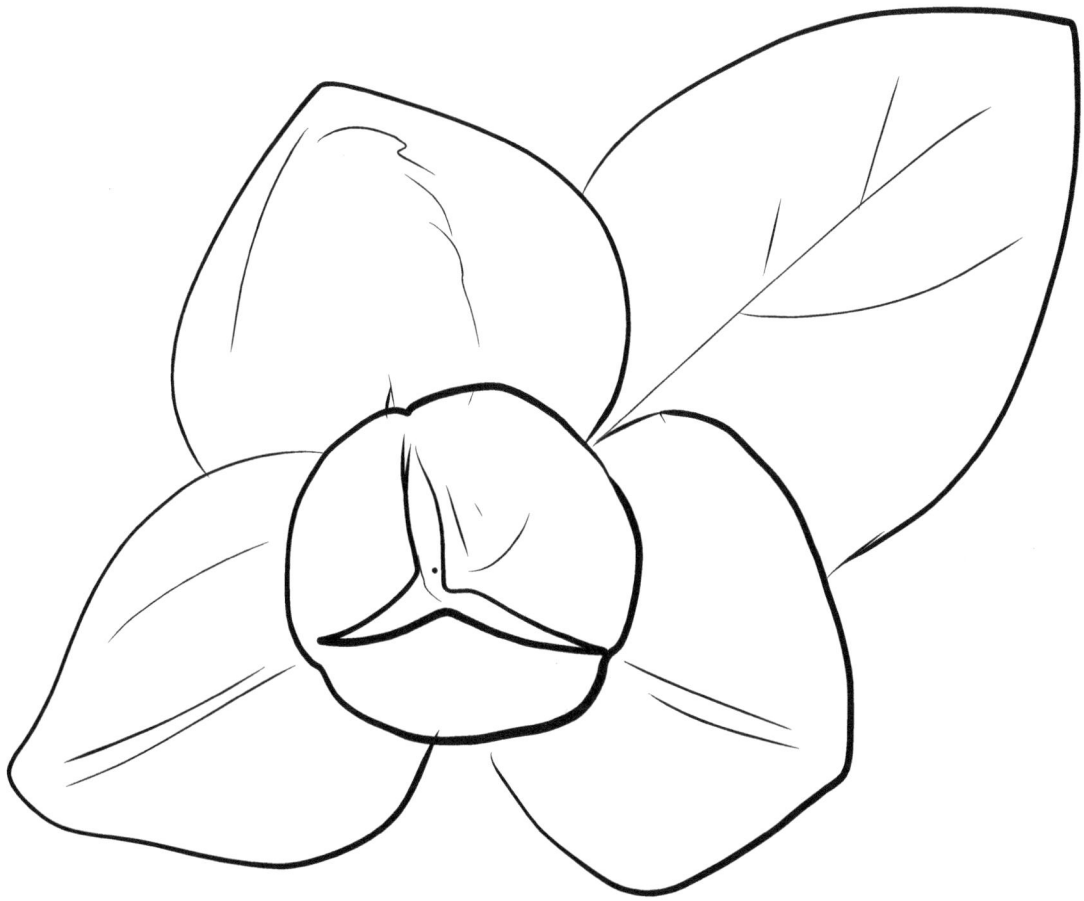

Rumduol - Cambodia

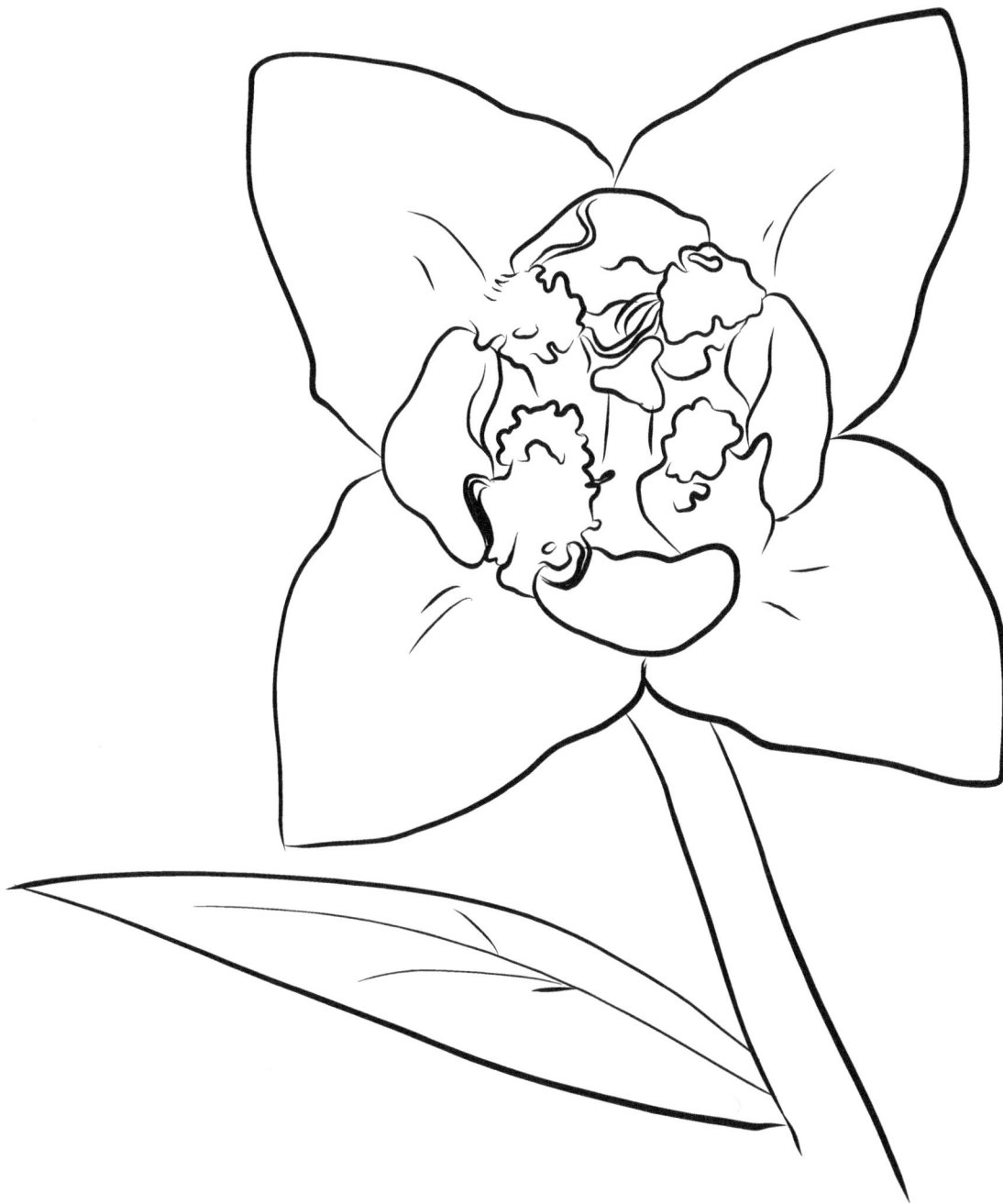

Sándalo - Asia

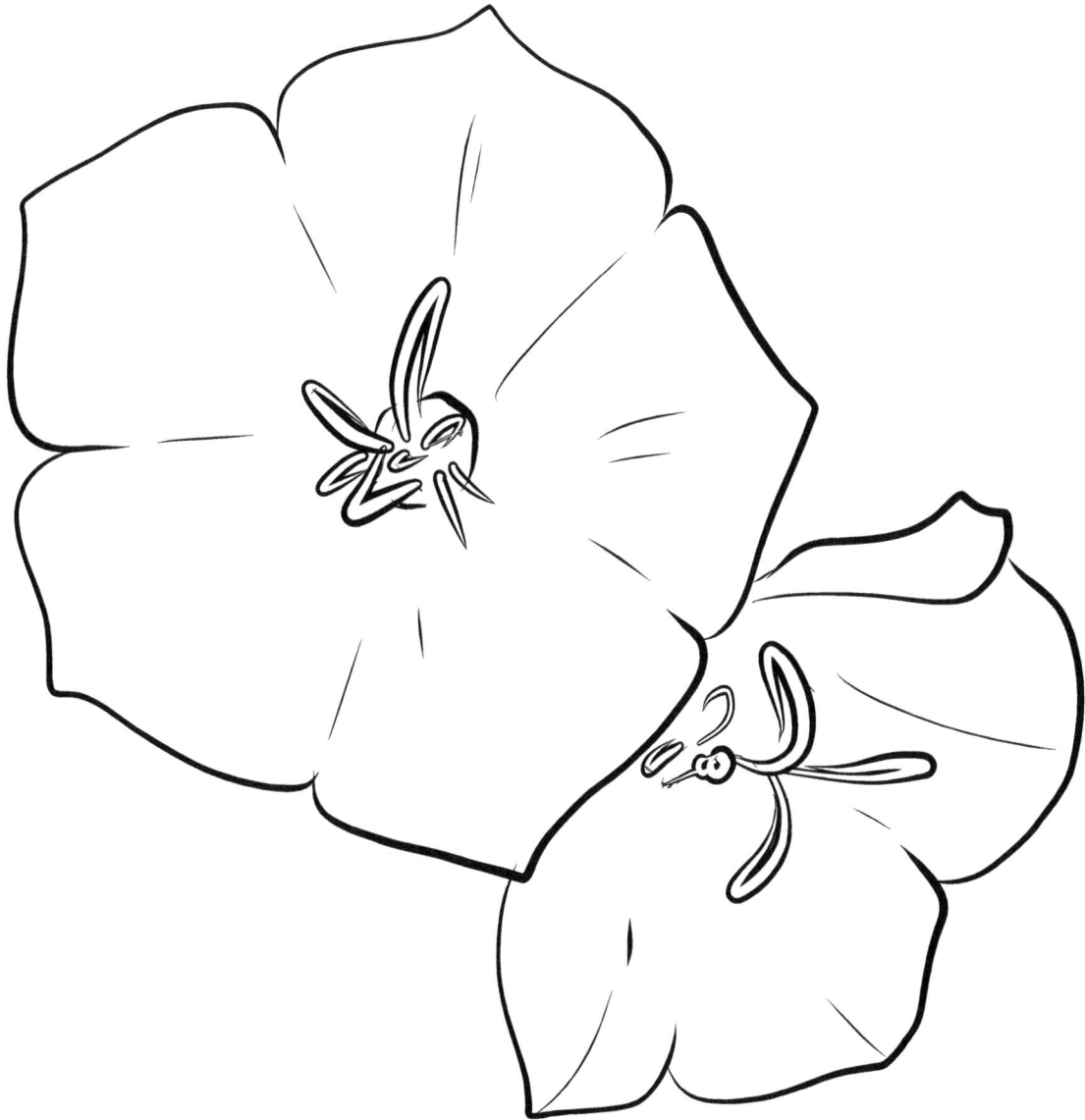

Singula Bell - Reino Unido

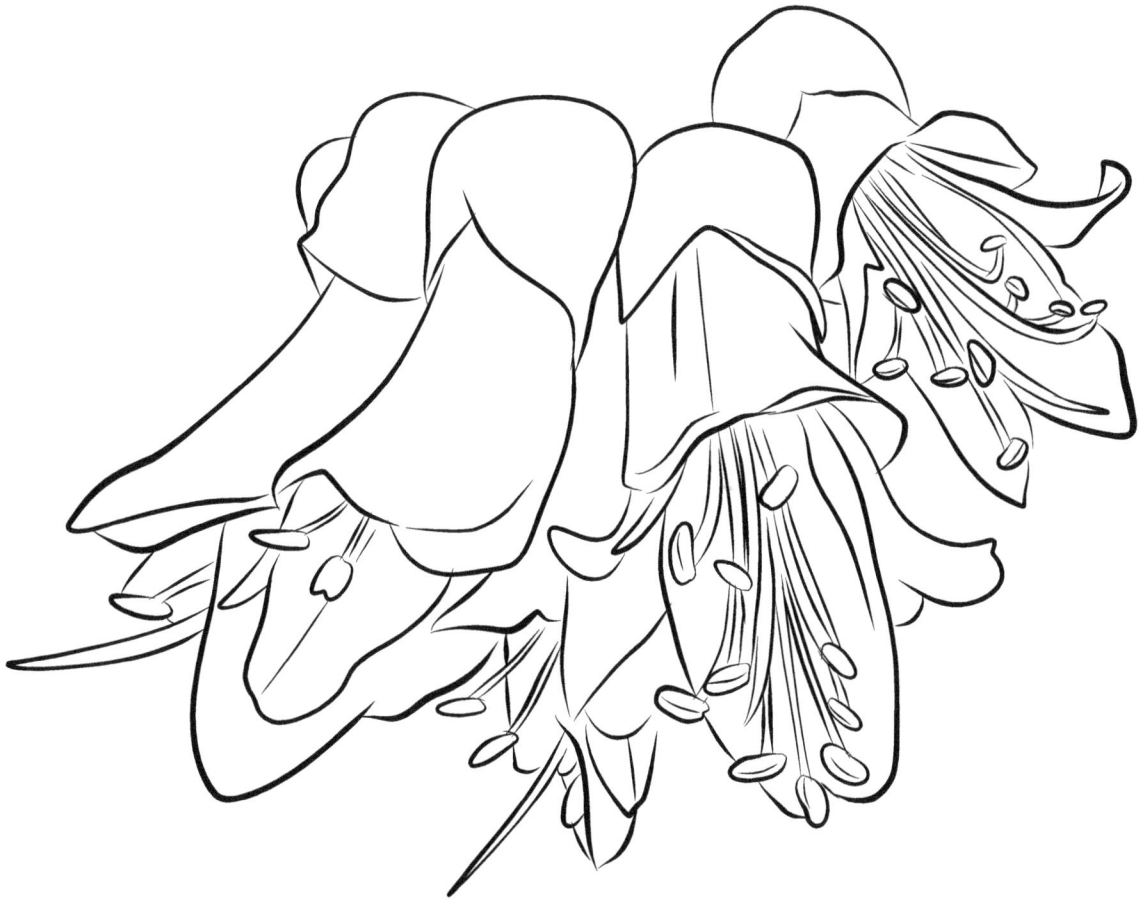

Sophora Tetraptera - Nueva Zelanda

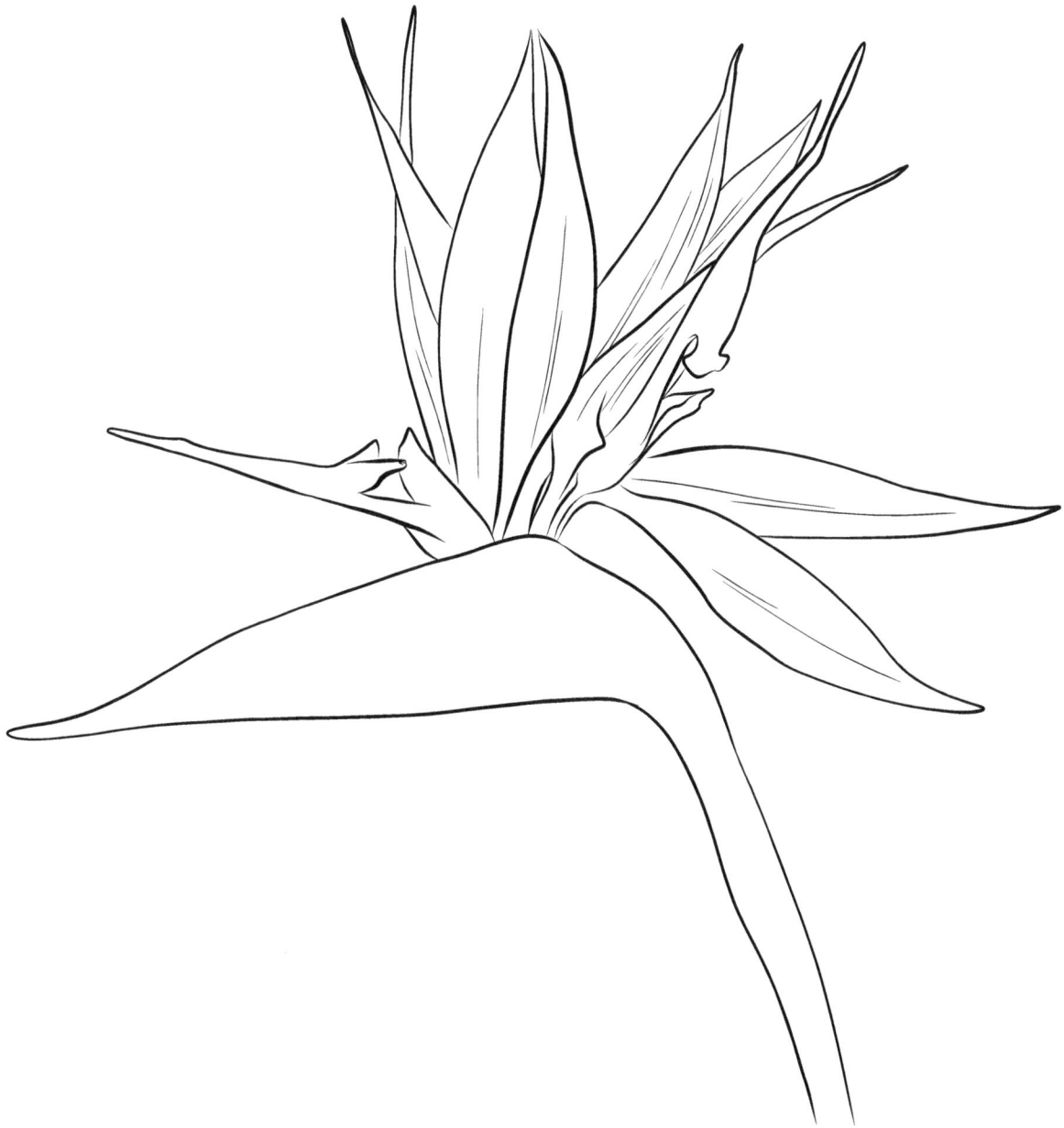

Strelitzia - Sudáfrica

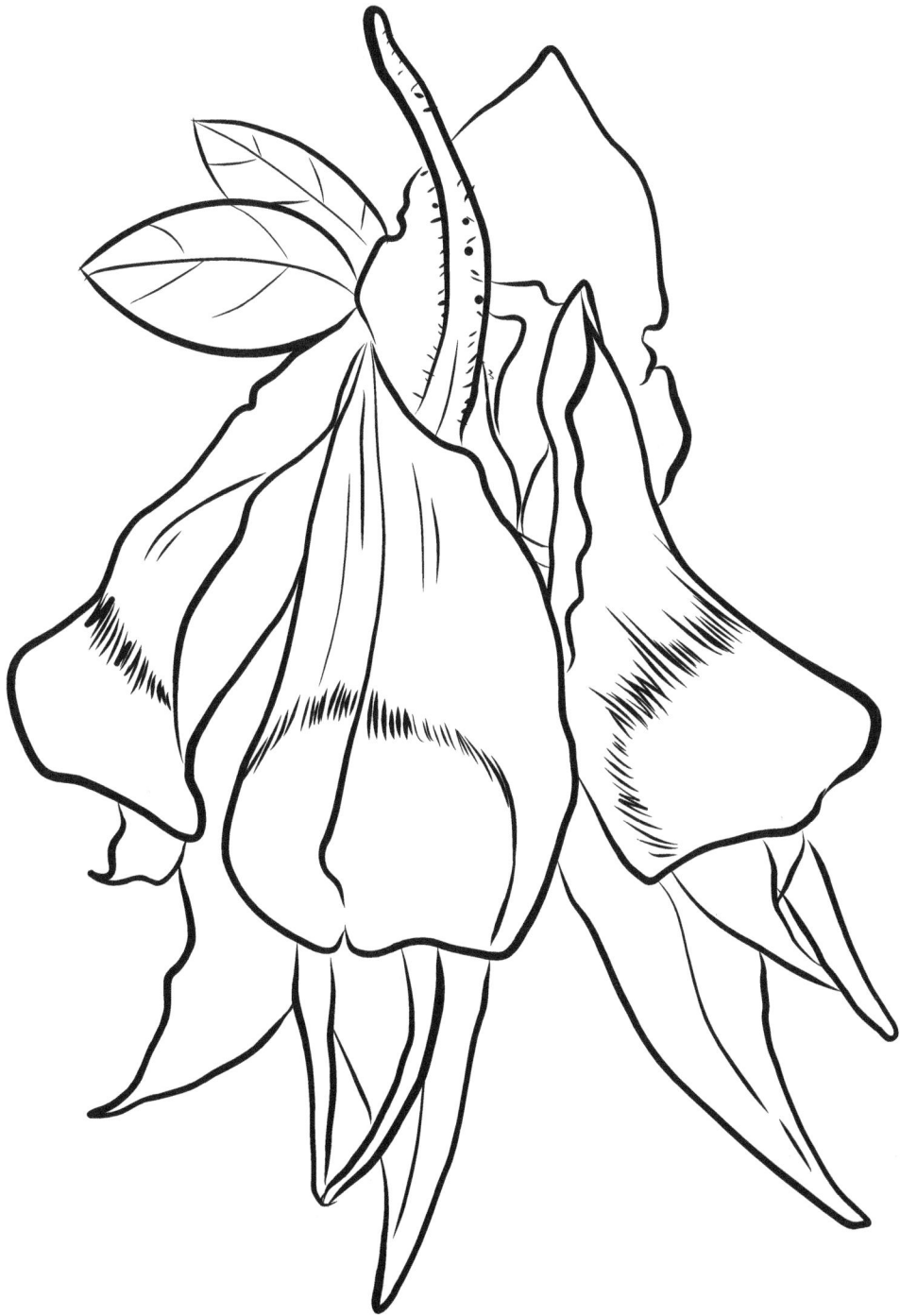

Sturt's Desert Pea - Australia

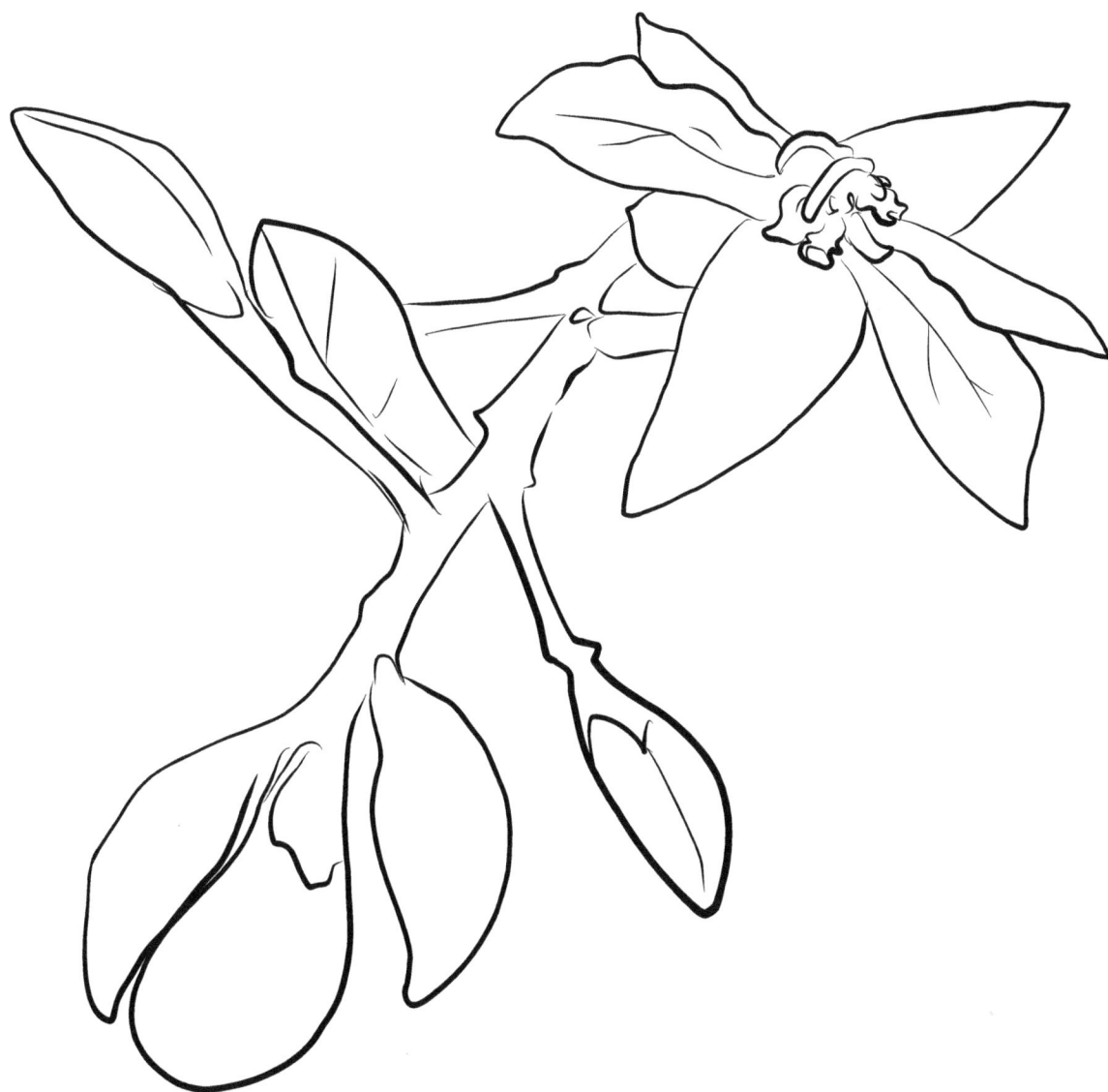

Flor de Tamarino - Sudán

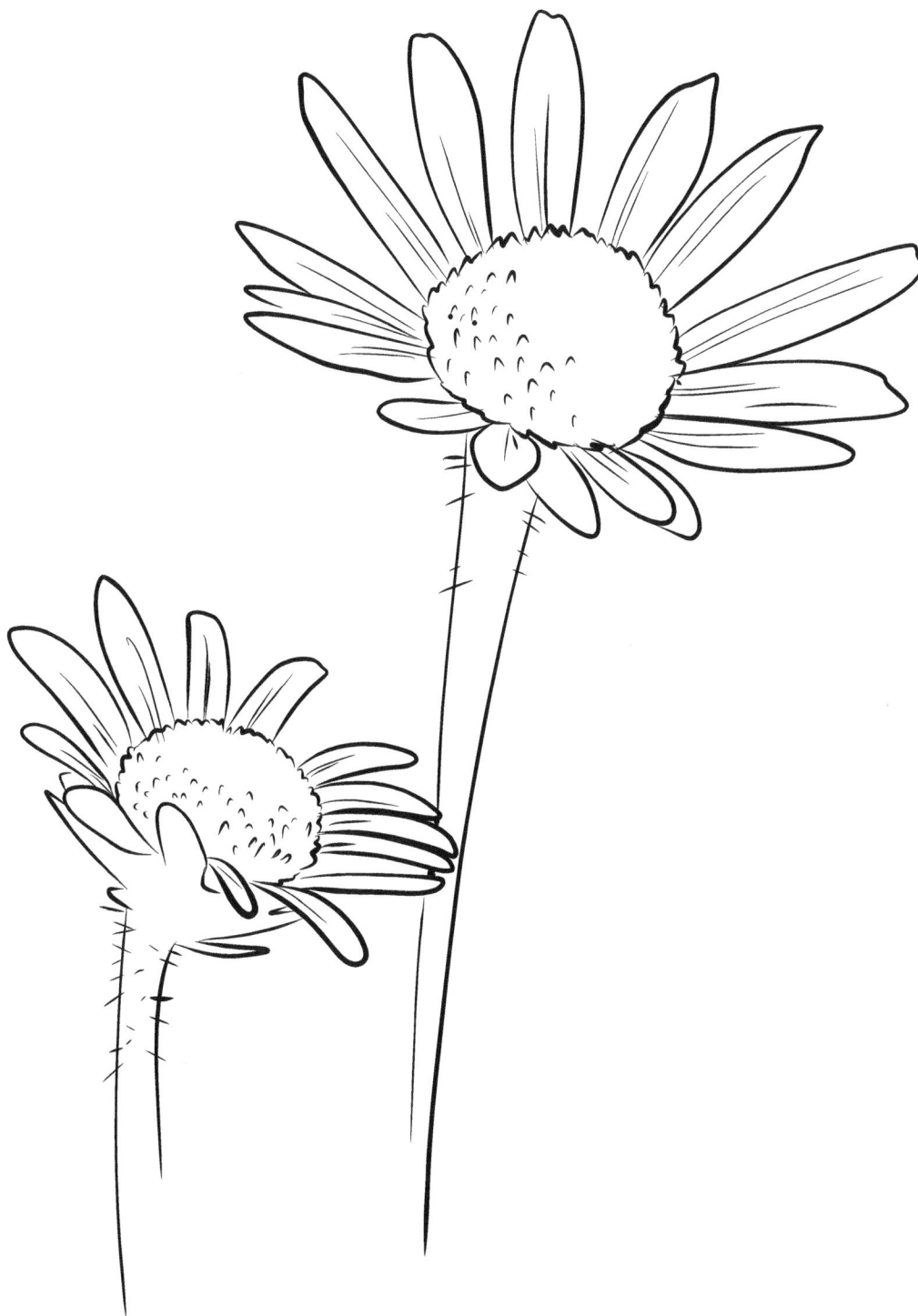

Flor Cónica de Tennessee - EE. UU.

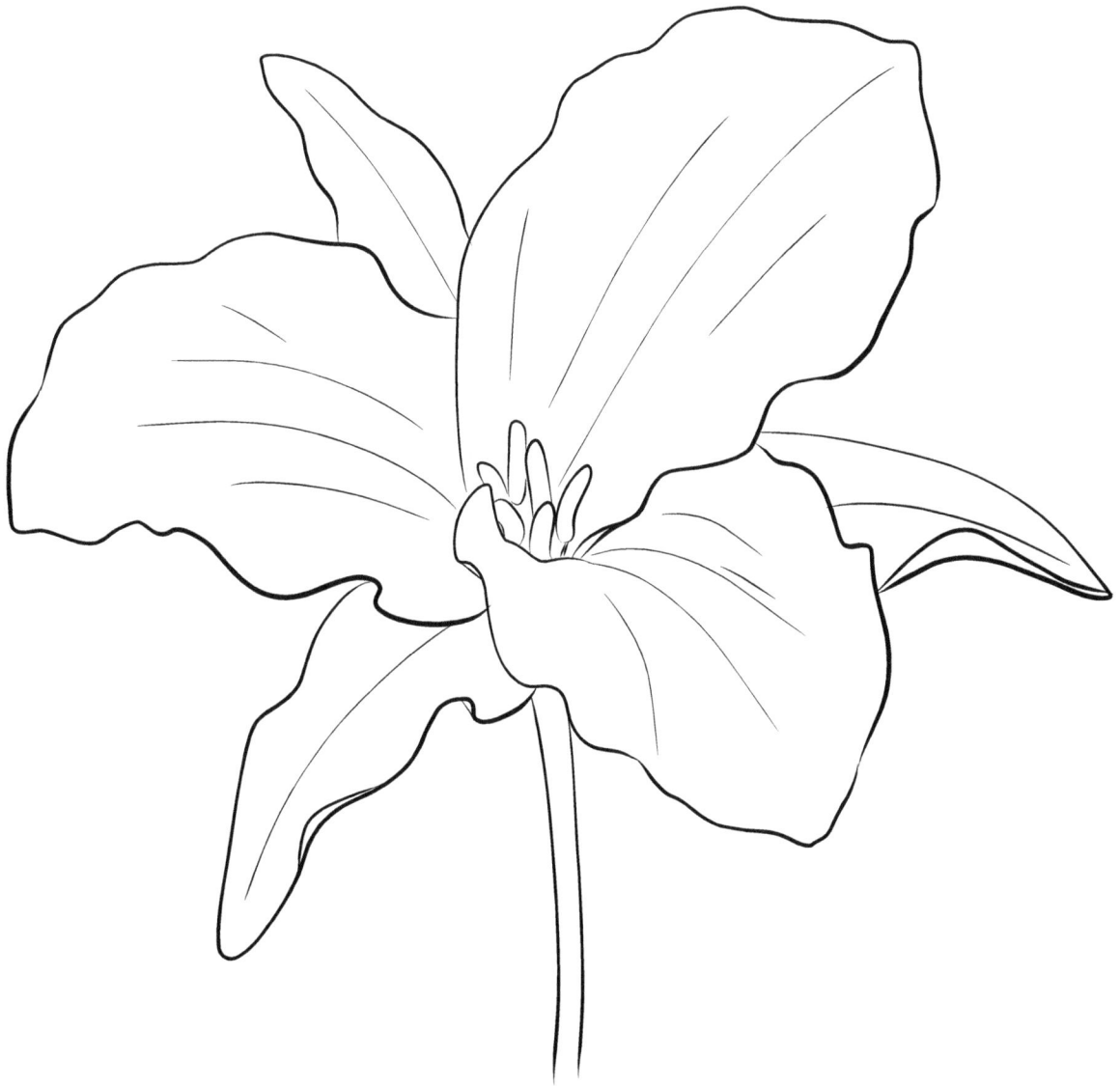

Trillium Grandiflorum - Canadá

Imaginación Olfativa

Mira la flor de la página opuesta.

- Cierra los ojos
- Imagina el aroma de esta flor
- Imagina su color

Colorea Tu Calma

Cierra los ojos y mientras te visualizas coloreando, di mentalmente:

- *"Estoy aquí."*
- *"Estoy bien."*
- *"Lo dejo ir."*

Cita de Afirmación

Estoy a salvo. Estoy quieto. Soy suficiente, puedo continuar con mi vida hacia nuevos horizontes hermosos.

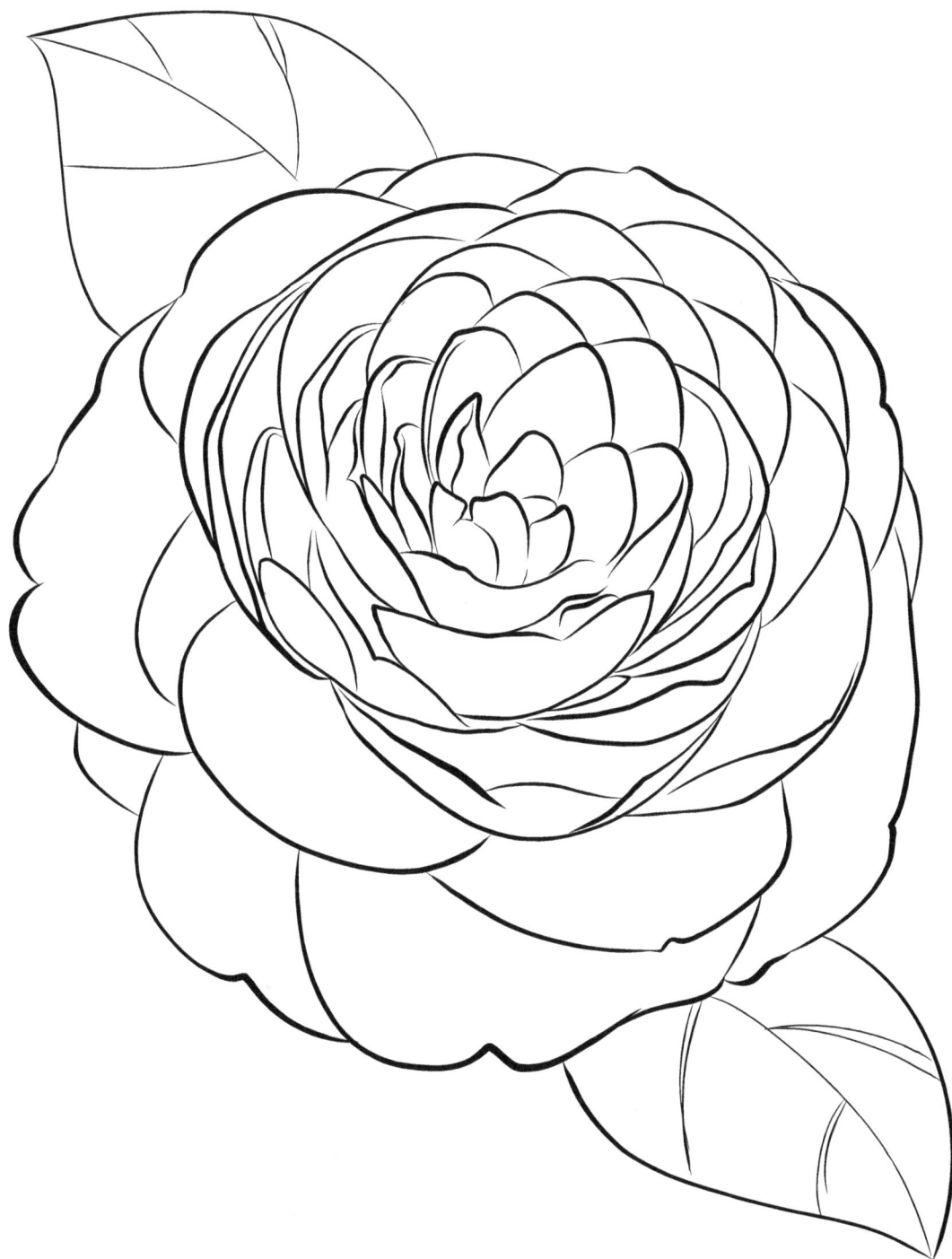

Tsubaki - Japón

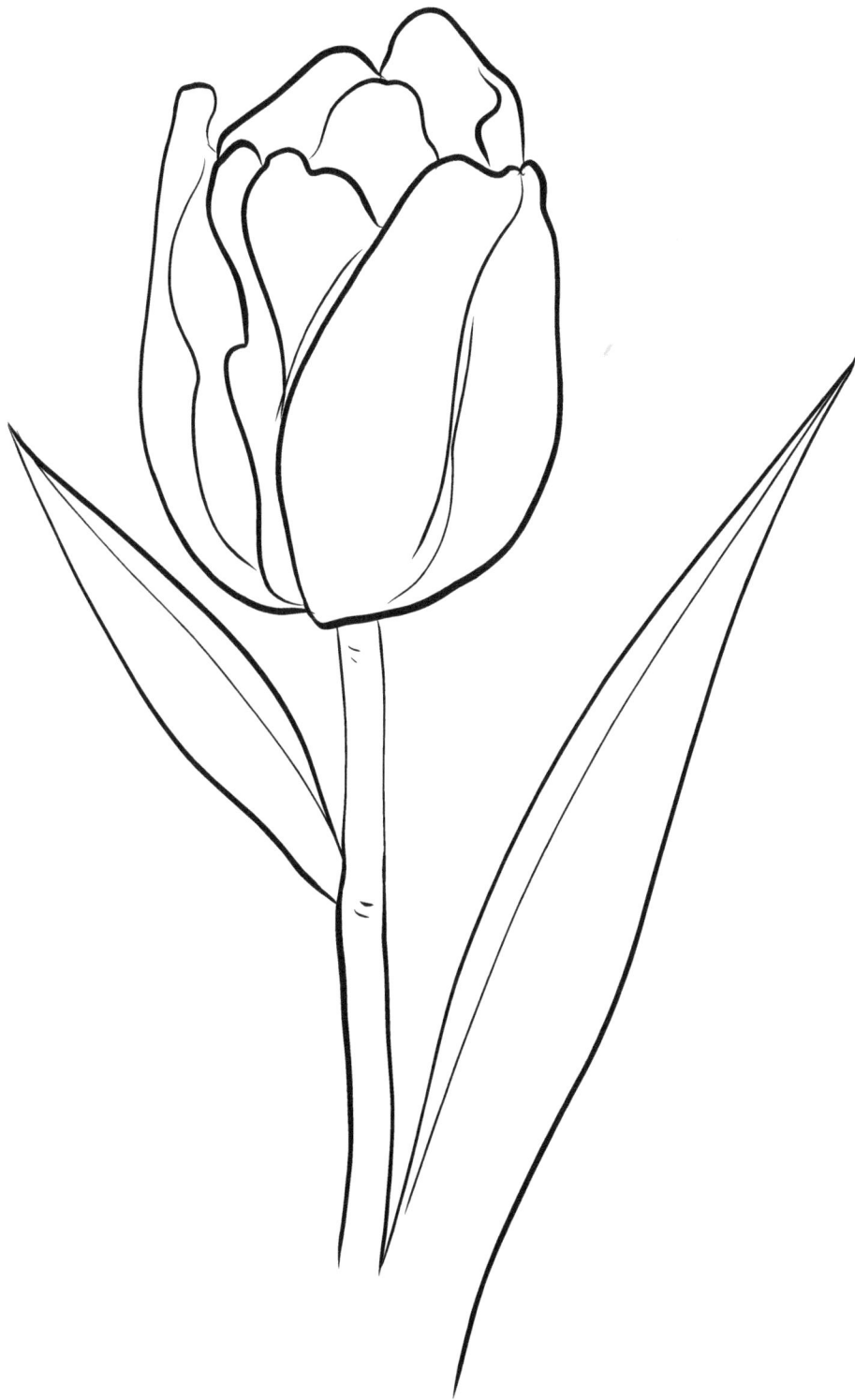

Tulipán - Turquía

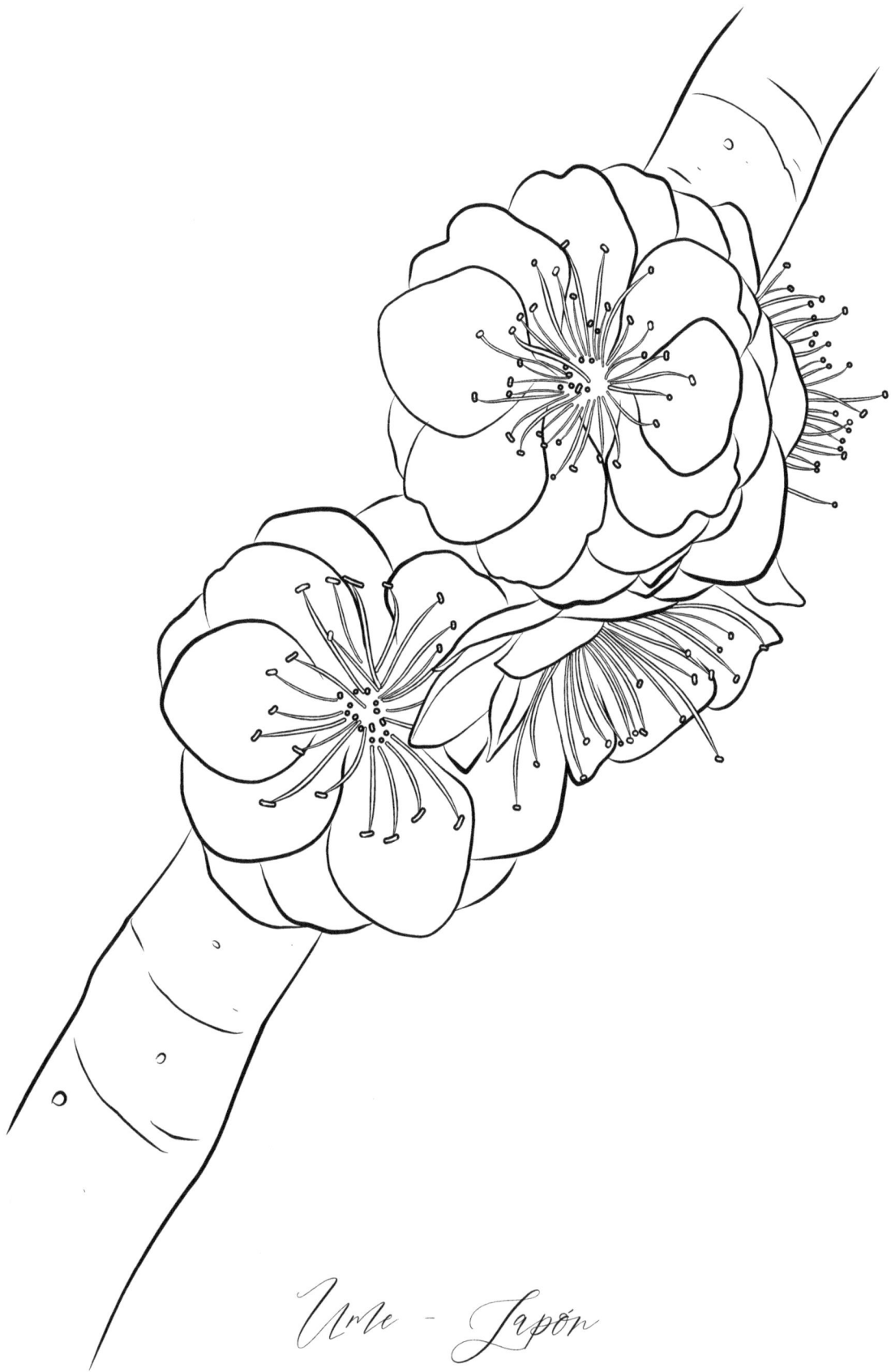

Ume - Japón

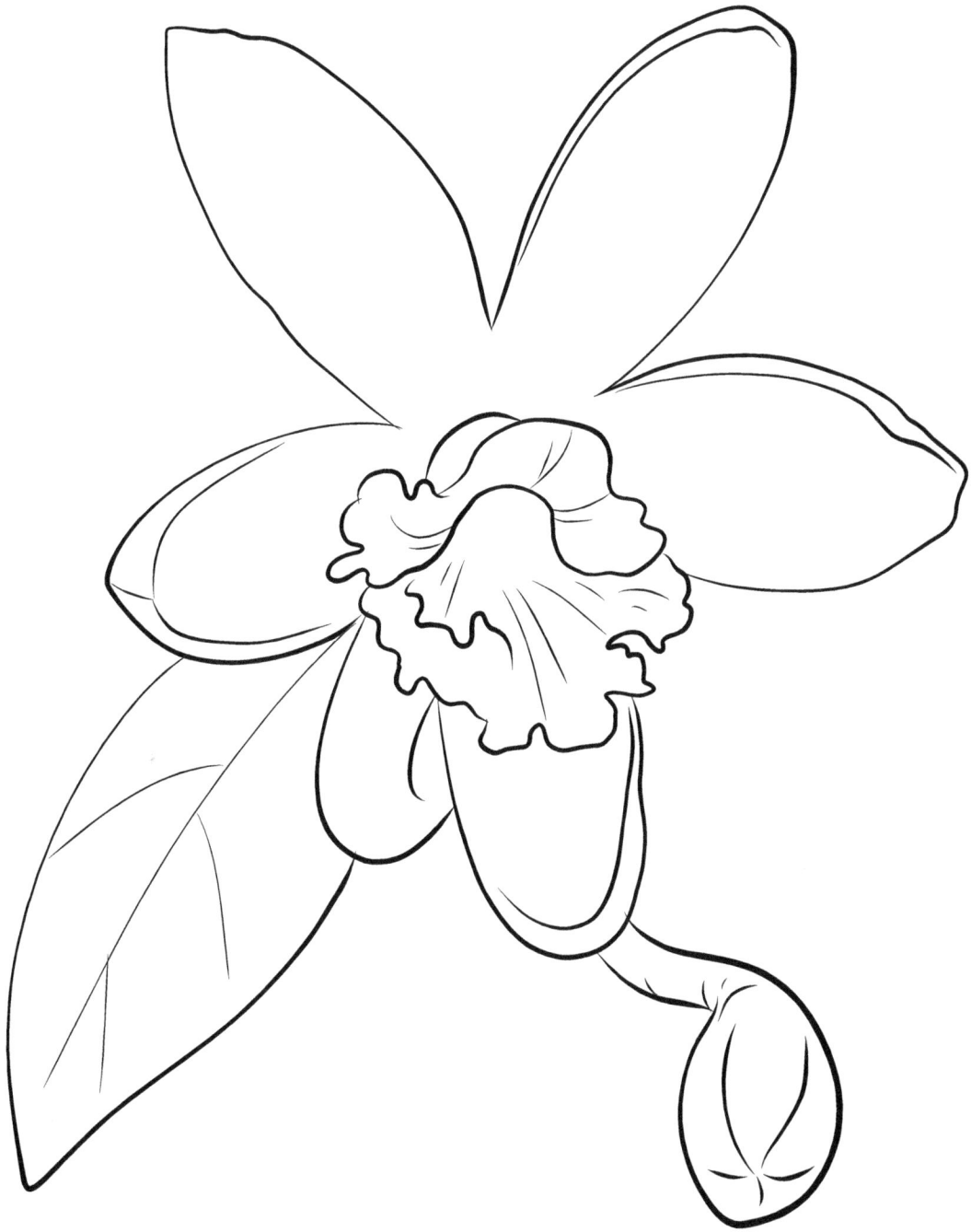

Vainilla Roscheri - África Oriental

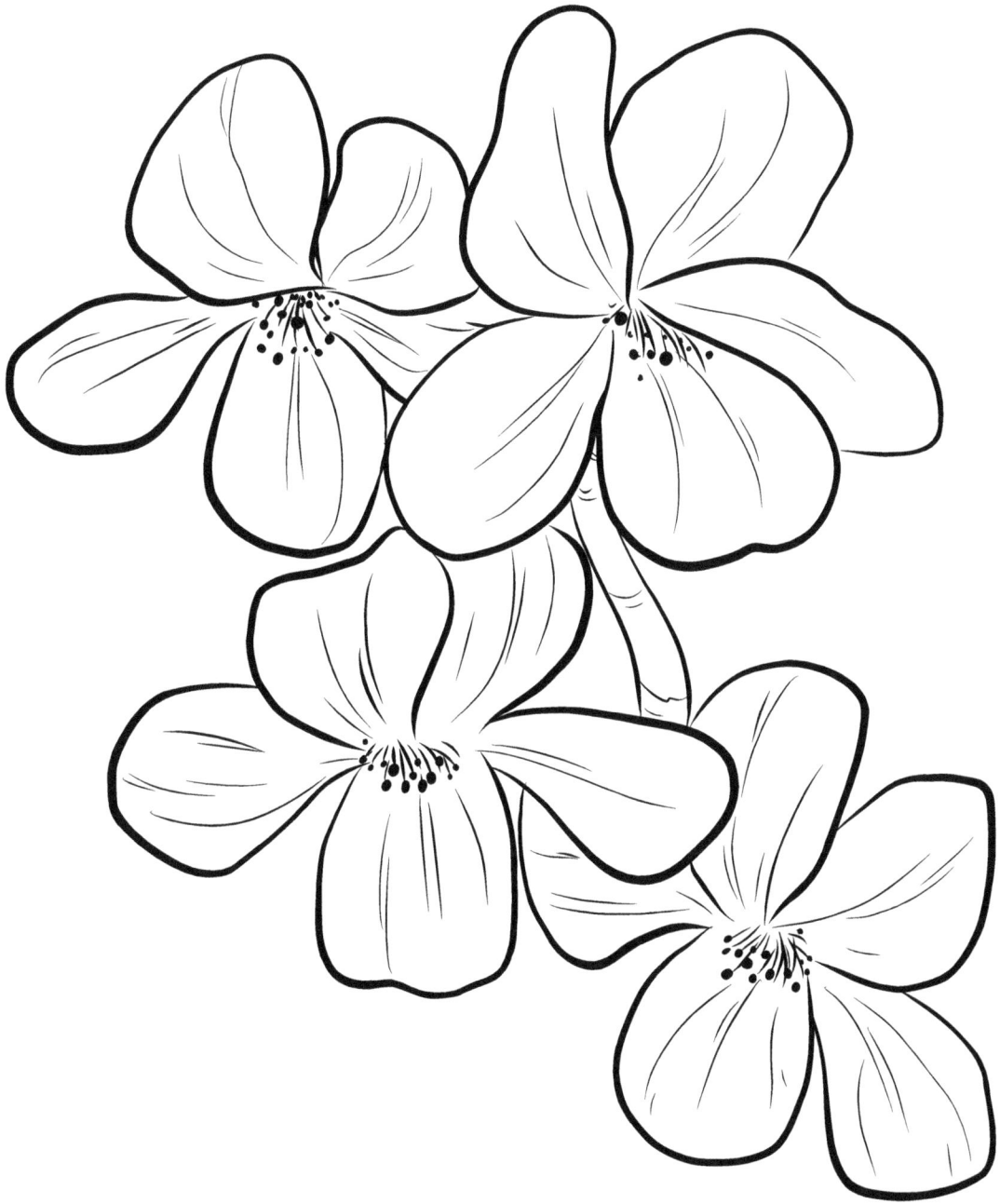

Violeta - Europa

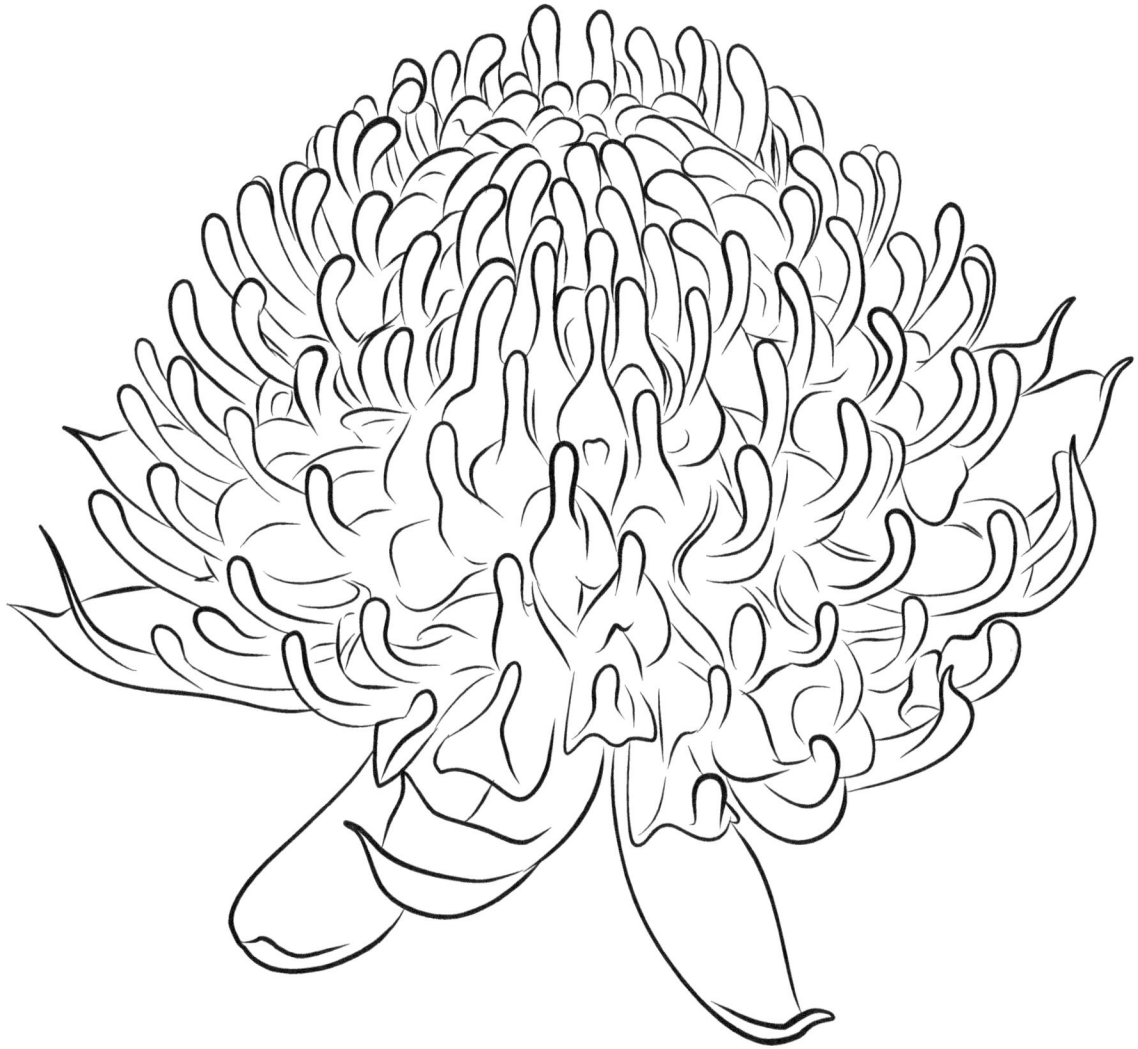

Waratah - Australia

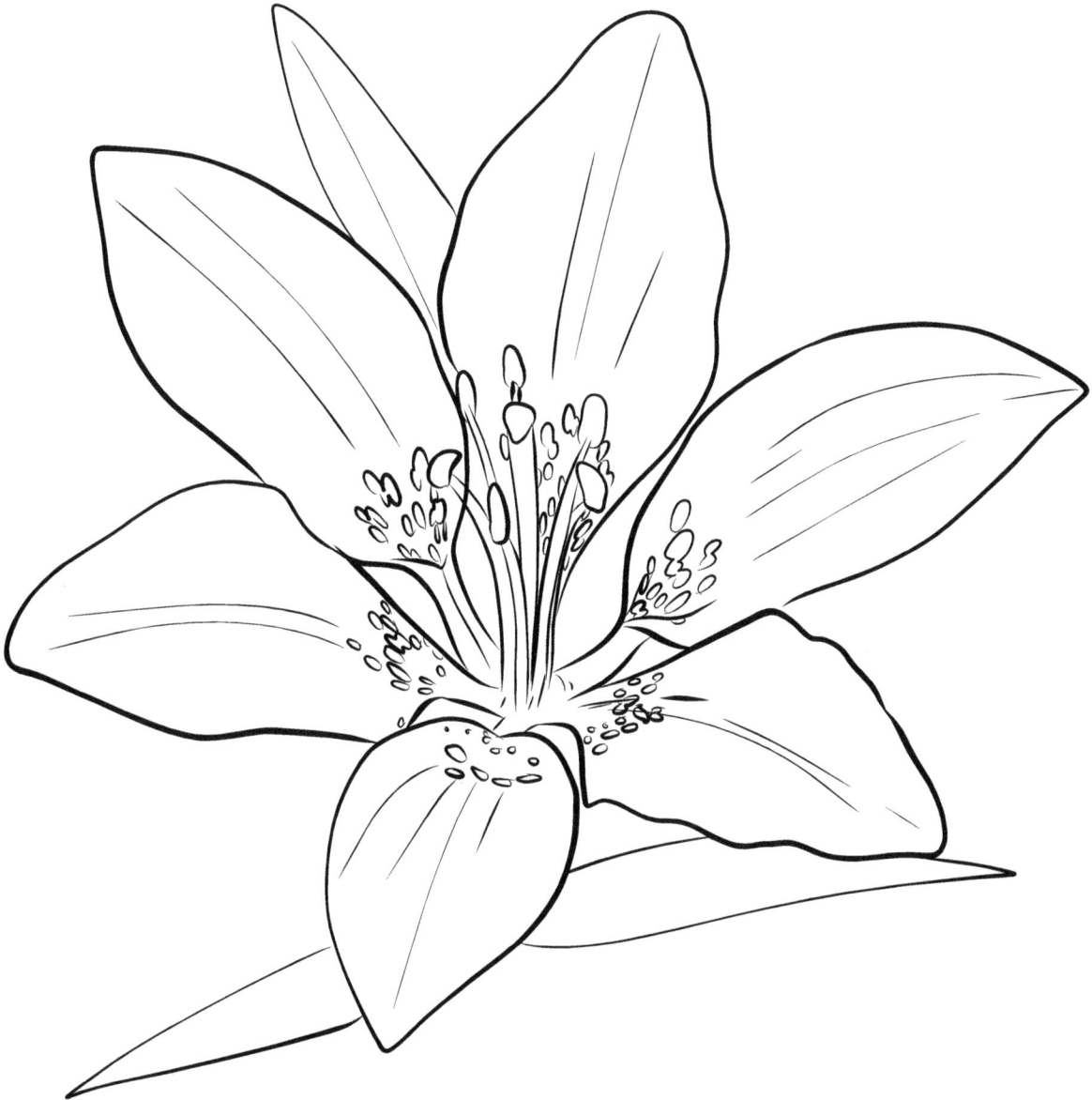

Lirio Rojo Occidental - Canadá

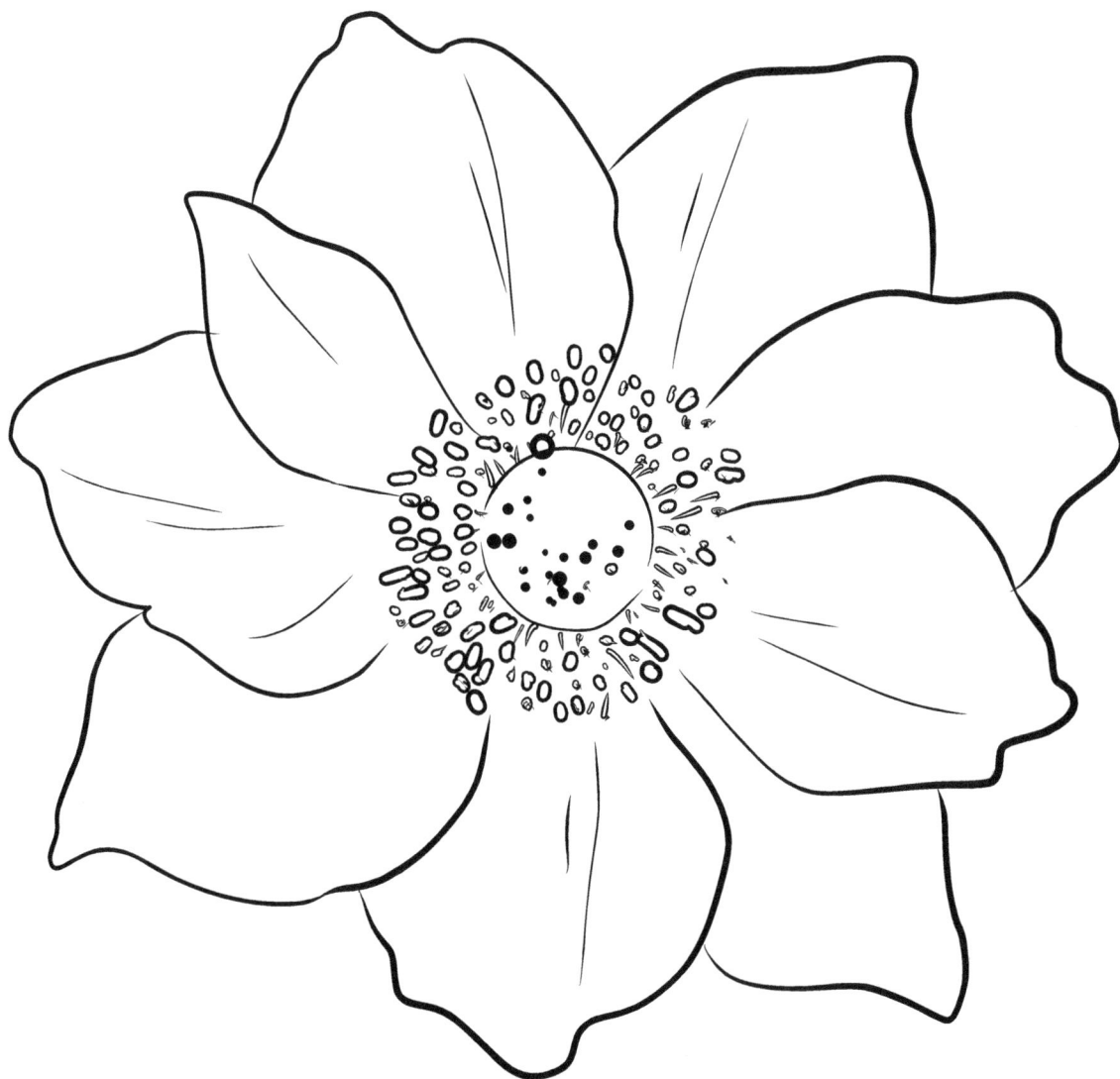

Anémona de Madera - Noruega

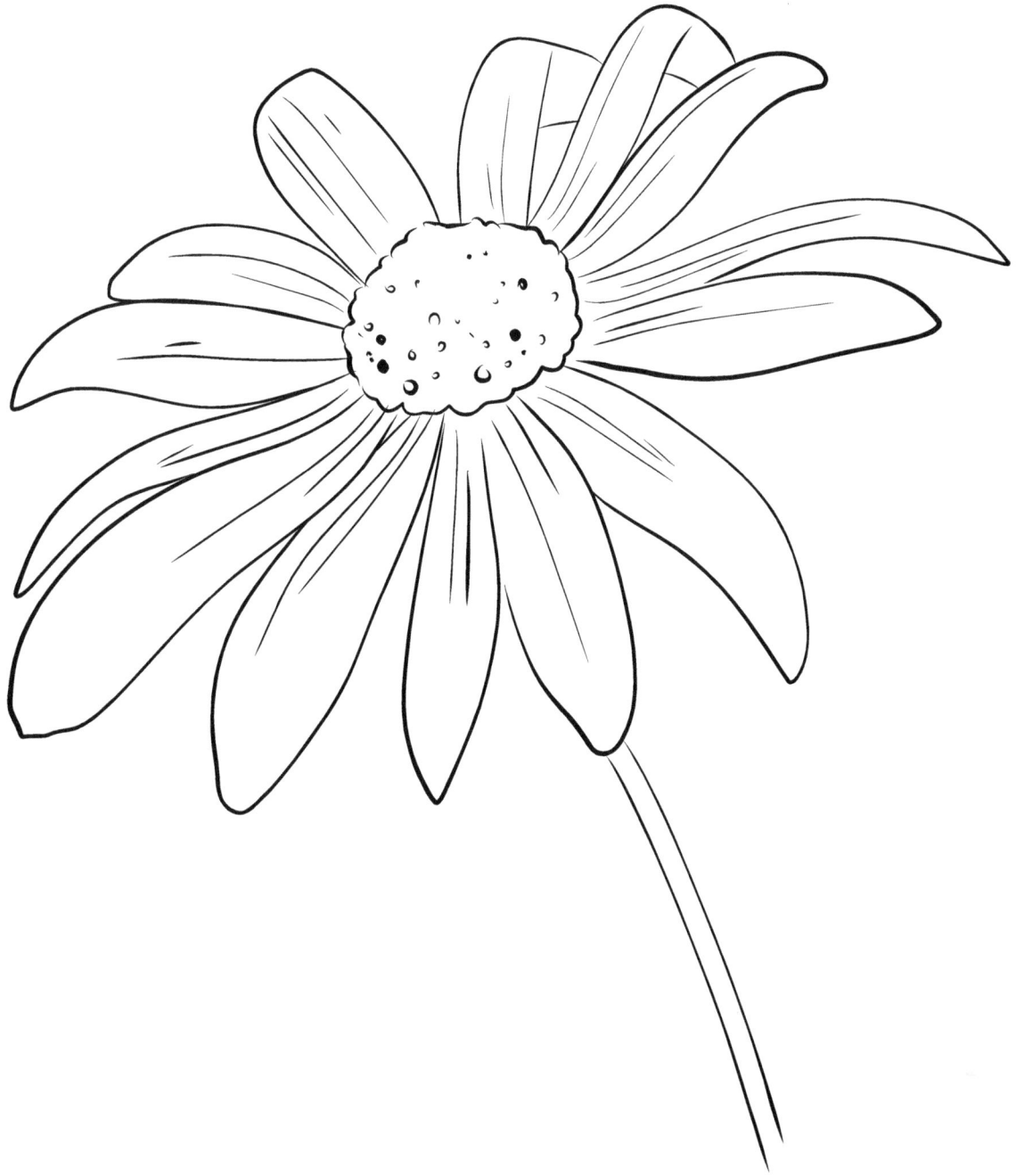

Margarita Amarilla - EE. UU.

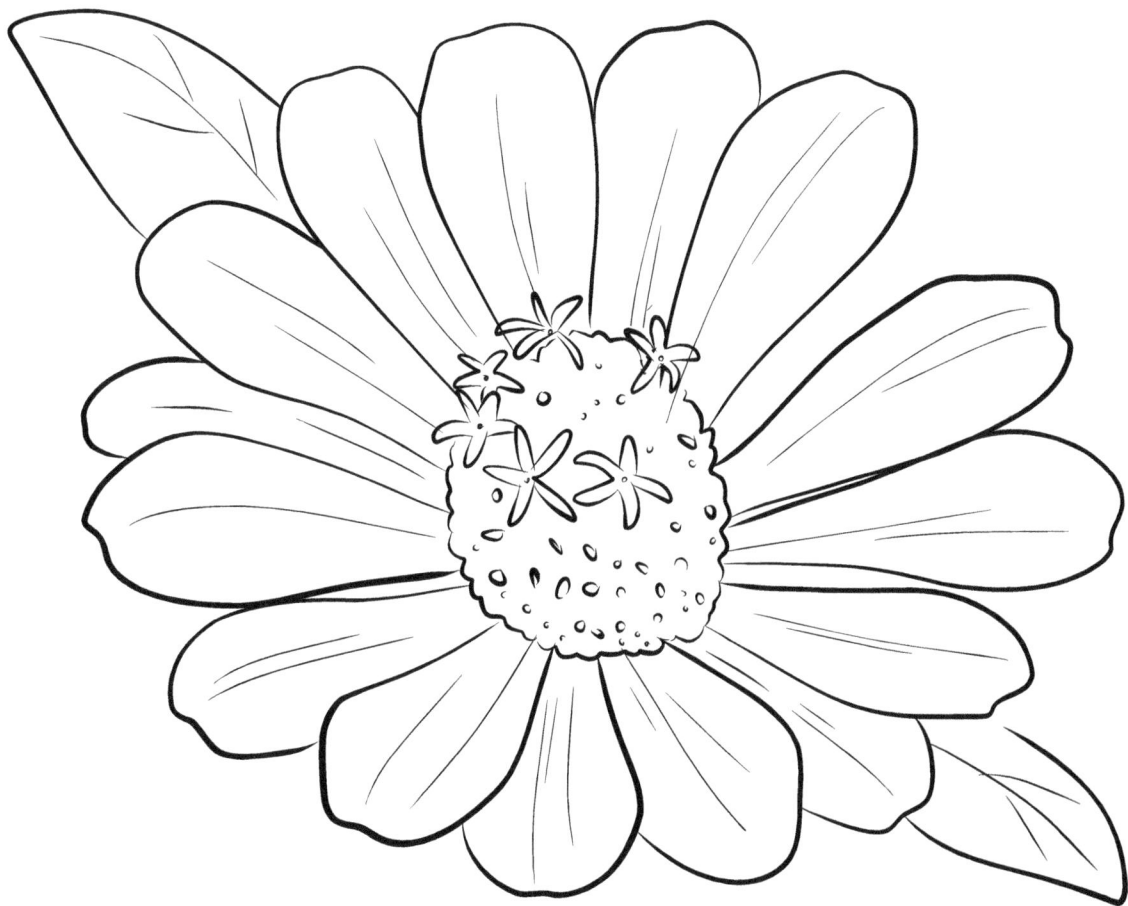

Zinnia Elegans - México

Paz

www.ingramcontent.com/pod-product-compliance
Lightning Source LLC
Chambersburg PA
CBHW061757260326
41914CB00006B/1139